AKUPUNKTUR ARBEITSBUCH FÜR FORTGESCHRITTENE

Herausgegeben von
Gertrude KUBIENA und Alexander MENG

Unter Mitarbeit von:
Rudolf BUCEK
You-Song MOSCH-KANG
Wilfried NELL
Helmut NISSEL
Karin STOCKERT
Ursula VÖLKL-PETRICEK
Eve-Marie WOLKENSTEIN

1996

VERLAG WILHELM MAUDRICH
WIEN · MÜNCHEN · BERN

© Copyright 1996 by Verlag für medizinische Wissenschaften Wilhelm Maudrich, Wien
Printed in Austria

Alle Rechte, insbesondere das Recht der Vervielfältigung und Verbreitung sowie der Übersetzung in fremde Sprachen, vorbehalten. Kein Teil des Werkes darf in irgendeiner Form (durch Fotokopie, Mikrofilm oder ein anderes Verfahren) ohne schriftliche Genehmigung des Verlages reproduziert oder unter Verwendung elektronischer Systeme verarbeitet, vervielfältigt oder verbreitet werden.

All rights reserved (including those of translation into foreign languages). No part of this book may be reproduced in any form - by photoprint, microfilm, or any other means - nor transmitted or translated into a machine language without written permission from the publishers.

Filmsatz und Offsetdruck: Ferdinand Berger & Söhne Gesellschaft m. b. H.
A-3580 Horn, Wiener Straße 80

ISBN 3-85175-669-X

INHALT

Alle Artikel, die nicht extra namentlich gezeichnet sind, stammen von
Gertrude Kubiena und Alexander Meng

- VORWORT UND DANKSAGUNG 5
- EINLEITUNG - ZUM GEBRAUCH DES ARBEITSBUCHES 7
- ABKÜRZUNGEN UND HINWEISE 8
- LITERATUR 9
- **B 1** 11
- **GRUNDTHEORIEN DER TRADITIONELLEN CHINESISCHEN MEDIZIN (TCM)** 11
  - 1. YIN UND YANG 11
  - 2. FÜNF BASISBEGRIFFE DES MENSCHLICHEN KÖRPERS 12
    - *2.1. Qi - Energie, Funktion* 13
      - Aufgaben von Qi 13
    - *2.2. Xue - Blut* 14
      - TCM-Funktionen des Blutes 14
      - Pathologie 14
    - *2.3. Jing - Essenz* 14
      - Pathologie 14
    - *2.4. Jinye - Körperflüssigkeit* 15
      - Verteilung der Körperflüssigkeit 15
      - Pathologie 15
    - *2.5. Shen - Geist* 15
      - Pathologie 15
  - 3. FÜNF ELEMENTE UND DIE FUNKTIONSKREISE 16
    - *Die 5 Elemente* 16
      - Bedeutung der 5 Elemente 16
    - *Funktionskreise von H. NISSEL und E. SCHINER* 17
    - *Funktionskreise, 5 Elemente und innere Organe* 19
      - Bedeutung einiger Entsprechungen 19
      - Tabelle Funktionskreise und innere Organe 19
    - *Tageszeit* 21
      - Bedeutung der Tageszeit 21
- **BESONDERE PUNKTE** 22
  - MERIDIANPUNKTE 22
    - *1. Segmental wirksame Punkte - Alarmpunkte und Zustimmungspunkte* 22
    - *2. "Klassische Punkte" mit Sonderfunktionen* 23
      - 2.1. Quellpunkte 23
      - 2.2. Durchgangspunkte 23
      - 2.3. Quellpunkte und Durchgangspunkte gemeinsam 23
      - 2.4. Antike Punkte 24
        - 2.4.1. Tonisierungspunkte und Sedativpunkte 24
        - 2.4.2. He-(= Ho-) Punkte, Untere He-(=Ho-) Punkte 25
      - 2.5. Xi-Punkte - Akutpunkte - "Spalten"- Punkte, Akutpunkte 26
      - 2.6. Punkte mit besonders breitem Wirkungsspektrum 26
    - 3. PUNKTESAMMLUNGEN NACH INDIKATIONEN 27
      - *3.1. Europäische Punktesammlungen nach Indikationen* 27
        - 3.1.1. Europäische Meisterpunkte 27
        - 3.1.2. Stoffwechselpunkte 28
      - *3.2. Chinesische Meisterpunkte* 28
        - 3. 2.1. Acht Einflußreiche Punkte 28
        - 3.2.2. Acht Kardinalpunkte 29
        - 3.2.3. Gruppen-Luo-Punkte 29
    - 4. ÜBERSICHTSTABELLE - BESONDERE MERIDIANPUNKTE 30

MERIDIANLEHRE ... 31
PHYSIOLOGIE ... 31
PATHOLOGIE - STÖRUNGEN IM MERIDIANSYSTEM ... 31
BEDEUTUNG DER MERIDIANE FÜR DIE TCM ... 31
BEZIEHUNGEN DER 12 MERIDIANE ... 32
1. Drei Energieumläufe nach dem gleichen Schema ... 32
2. Meridian-Partnerschaften ... 32
2.1. Gekoppelte Meridiane - Yang/ Yin - Außen/ Innen-Regel ... 32
2.2. Korrespondierende Meridiane - Oben/ Unten-Regel ... 32

DURCHFÜHRUNG EINER AKUPUNKTURTHERAPIE NACH DEM BISHER ERLÄUTERTEN ... 33
BEFUNDERHEBUNG UND ZUORDNUNG NACH DER DREIER-REGEL DER WIENER SCHULE ... 33
SCHLUSSFOLGERUNGEN AUS DEN BEFUNDEN ... 33
BEHANDLUNGSREGELN ... 34
Oppositionsregeln (Durchflutungsregeln) ... 34
Bewegungsapparat ... 34
Innere Organe ... 34
Chronisch rebellierende Erkrankungen ... 34
Kombinationen ... 34
Lebensführung ... 34

B 2 ... 35

DAS GRUNDSYSTEM NACH PISCHINGER ... 35

WISSENSCHAFTLICHE UNTERSUCHUNGEN ÜBER DEN AKUPUNKTURPUNKT ... 35

WISSENSCHAFTLICHE UNTERSUCHUNGEN ÜBER DEN MERIDIAN ... 35

WISSENSCHAFTLICHE NACHWEISE DER AKUPUNKTURWIRKUNG ... 35

KONSTITUTIONSTYP IN DER TCM ... 36
DIE KLASSISCHEN KONSTITUTIONSTYPEN IM NEIJING ... 36
MODERNE INTERPRETATION DER KONSTITUTIONSTYPEN ... 36

DIE 8 PRINZIPIEN - MODALITÄTEN, "KONDITIONEN" ... 37
AUSSEN/ INNEN ... 38
HITZE/ KÄLTE ... 39
FÜLLE/ MANGEL (LEERE) ... 40
YANG/ YIN ... 41
VERGLEICH FÜLLE-HITZE/ MANGEL-HITZE ... 41
VERGLEICH FÜLLE- KÄLTE/ MANGEL-KÄLTE ... 41
YIN-MANGEL/ YANG-MANGEL ... 42
YIN-/ YANG-BALANCESTÖRUNGEN (GRAPHIK) ... 42

DIE 4 UNTERSUCHUNGSMETHODEN ... 43
1. SEHEN ... 43
Die Gesichtsfarbe in der TCM ... 43
2. HÖREN, RIECHEN, SCHMECKEN ... 43
3. ANAMNESE ... 44
4. PALPATION ... 45

SPEZIELLE UNTERSUCHUNGSTECHNIKEN ... 46
ZUNGENDIAGNOSTIK ... 46
Farben ... 46
Form und Besonderheiten ... 46
PULSDIAGNOSTIK ... 47
Einige Pulsqualitäten ... 47

DIE 16 FRAGEN NACH WANG XUETAI ... 48

DURCHFÜHRUNG EINER AKUPUNKTURTHERAPIE NACH DEM BISHER ERLÄUTERTEN ... 49
DIE DREIER-REGEL DER WIENER SCHULE ... 49
BEFUNDERHEBUNG NACH DER DREIER-REGEL DER WIENER-SCHULE: ... 49

REIZTECHNIK UND KOMBINATIONSTECHNIKEN ... 50
REIZTECHNIK ... 50
Nadelmaterial ... 50
Stichtechnik ... 50
Manipulationstechnik ... 50
Auslösung eines Deqi-Gefühles ... 50
Tonisieren und Sedieren ... 51
KOMBINATIONSTECHNIKEN ... 51

B 3 ... 52

TCM-PATHOGENESE ... 52

TCM-PATHOLOGIE ... 52

ORGANLEHRE DER TCM ... 53
PHYSIOLOGIE DER PARENCHYMATÖSEN ORGANE IN DER TCM ... 54
Leber ... 54
Herz ... 55
Milz/ Pankreas ... 56
Lunge ... 57
Niere ... 58

KARDINALPUNKTE UND WUNDERMERIDIANE ... 59
FUNKTIONEN DER WUNDERMERIDIANE ... 59
VERLAUF ... 59
EINSATZ ... 59
VERWENDUNG ... 59
ZUSAMMENSETZUNG DER INDIKATION ... 60
WUNDERMERIDIDANE UND KARDINALPUNKTE ... 60
WUNDERMERIDIANPAARE - GEMEINSAME INDIKATION UND FUNKTIONSKREISE ... 61

DIE SYNDROME DER TCM ... 62
GRUNDMUSTER VON SYNDROMEN DER TCM - DIAGNOSTIK, THERAPIEHINWEISE ... 62
SYNDROME NACH DEN 8 PRINZIPIEN ... 64
SYNDROME NACH DER QI- UND BLUT-THEORIE ... 64
SYNDROME DER PATHOGENEN FAKTOREN ... 65
ORGANSYNDROME VON G. KUBIENA ... 66

DURCHFÜHRUNG EINER AKUPUNKTURTHERAPIE - SYNTHESE ... 75
DREIER-REGEL DER WIENER SCHULE ... 75
BEFUNDERHEBUNG NACH DER DREIER-REGEL DER WIENER-SCHULE ... 75
AKUPUNKTURTHERAPIE NACH DER DREIER-REGEL DER WIENER SCHULE ... 75
ZUSAMMENFASSUNG NACH MENG ... 76
BEISPIELE FÜR BEFUNDERHEBUNG IN CHINA ... 76

C ... 77
DIE SYNDROME DER 12 REGULÄREN MERIDIANE ... 77
Herzmeridian ... 77
Dünndarmmeridian ... 77
Blasenmeridian ... 77
Nierenmeridian ... 77
KS-Meridian ... 77
3E-Meridian ... 77
Gallenblasenmeridian ... 77
Lebermeridian ... 78

Lungenmeridian 78
Dickdarmmeridian 78
Magenmeridian 78
Milz/Pankreas-Meridian 78
DIE SYNDROME DER 6 MERIDIANPAARE (KORRESPONDIERENDE MERIDIANE) 79
SYNDROME DER 8 WUNDERMERIDIANE 79

EXTRAPUNKTE NEUE SYSTEMATIK 80

BISHERIGE SYSTEMATIK UND NUMERIERUNG 80
NEUE SYSTEMATIK 80
LOKALISATION 80
NEUE NOMENKLATUR 80
EXTRAPUNKTE AUF KOPF UND HALS 80
EXTRAPUNKTE AN BRUST UND BAUCH 81
EXTRAPUNKTE AUF DEM RÜCKEN 81
EXTRA-PUNKTE AUF DER OBEREN EXTREMITÄT 82
EXTRAPUNKTE AUF BEIN UND FUß 83

DIE MUSKULOTENDINÄREN MERIDIANE - MTM 84

TRIGGERPUNKTE IN DER AKUPUNKTUR - BEHANDLUNG MYOFASZIALER PROJEKTIONSSCHMERZEN VON WILFRIED NELL 84

SCHÄDELAKUPUNKTUR NACH ZEITLER 85

ORIENTIERUNGSPUNKTE UND ORIENTIERUNGSLINIEN 85
Orientierungspunkte 85
Orientierungslinien und Behandlungszonen 85

SCHÄDELAKUPUNKTUR NACH YAMAMOTO (YNSA) VON KARIN STOCKERT UND EVE-MARIE WOLKENSTEIN 87

BASISPUNKTE 87
BASISPUNKTE ZUR THERAPIE DES BEWEGUNGSAPPARATES 87
BASISPUNKTE DER SINNESORGANE 88
YPSILON-PUNKTE FÜR DIE REGULATION DER FUNKTIONSKREISE 88

CHINESISCHE HANDAKUPUNKTUR 89

CHINESISCHE HANDPUNKTE 89

KOREANISCHE HANDAKUPUNKTUR VON YOU-SONG MOSCH-KANG 91

DEFINITION 91
MERIDIANPROJEKTION 91
ORGANPROJEKTION 91
DREI THERAPIEFORMEN 91
UNTERSUCHUNGSMETHODEN 91
VERSCHIEDENE TECHNIKEN DER KOREANISCHEN HANDAKUPUNKTUR 91

MUNDAKUPUNKTUR VON URSULA VÖLKEL-PETRICEK 92

BEZEICHNUNG DER MUNDAKUPUNKTURPUNKTE 92
LAGE DER MUNDAKUPUNKTURPUNKTE 92
ZUORDNUNG ZU DEN FUNKTIONSKREISEN 92
DIE RETROMOLARPUNKTE 93
TECHNIK DER MUNDAKUPUNKTUR 93
WIRKUNG DER MUNDAKUPUNKTUR 93

KURZE EINFÜHRUNG IN DIE OHRAKUPUNKTUR VON RUDOLF BUCEK 95

INDEX 97

VORWORT UND DANKSAGUNG

Inhalte der klassischen Traditionellen Chinesischen Medizin, ma‚ss-welche nun einmal die Grundlage für Akupunktur auf höherer Ebene bilden, sind nicht leicht in zeitlich knapp bemessenen Kursen zu transportieren. Das zeigt die Arbeit der Referenten der Österreichischen Gesellschaft für Akupunktur und Auriculotherapie für Fortgeschrittene. Wir haben uns jahrelang bemüht, den Stoff lehr- und lernbar zu machen und das vorliegende Arbeitsbuch ist das Ergebnis. Um die praktische Umsetzung zu erleichtern haben wir den Stoff stufenweise gegliedert. Von Meng stammen Grundkonzept und Gliederung, wobei Anregungen aus dem Kreis aller ReferentInnen berücksichtigt wurden. Kubiena hat die Gestaltung und Aufbereitung des Stoffes übernommen und versucht, die schwierigen Grundlagen wie 8 Prinzipien, Syndrome, vor allem Organsyndrome etc. so einfach und klar wie möglich darzustellen.

Die Herausgeber danken den zahlreichen ReferentInnen, die sich bereit fanden, Beiträge zu verfassen, angefangen vom Präsidenten unserer Gesellschaft - Helmut Nissel - über unsere ältere Generation wie Bucek und Nell bis zu unseren jüngeren ReferentInnen wie Mosch, Stockert, Völkl-Petricek, Wolkenstein.

Die Herausgeber werden sich bemühen, Anregungen und konstruktive Kritik bei Neuauflagen zu berücksichtigen. Das Arbeitsbuch soll ein lebendiges Werk bleiben, Änderungen sollen kurzfristig möglich sein. Das ist nur möglich, weil der Verlag Wilhelm Maudrich das Risiko der kleinen Auflage auf sich nimmt, wofür wir herzlich danken.

Wir bitten nicht nur die ReferentInnen sondern auch die Leser um ihre Mitarbeit: Wenn man sich sehr lange mit einer Materie beschäftigt, dann fällt es nicht immer leicht, die Schwierigkeiten von „Einsteigern" nachzuvollziehen. Also sagen Sie uns bitte, wo die größten Schwierigkeiten liegen und wir werden uns bemühen, es besser zu machen.
Wir danken auch unseren Lehrern, allen voran Johannes Bischko, aber auch der leider verstorbenen Elisabeth Petricek stellvertretend für alle anderen.

OA. Dr. Alexander Meng	*Prof. Dr. Gertrude Kubiena*
Schmerz-Akupunktur-Ambulanz	Ludwig Boltzmann Institut für Akupunktur
Krankenhaus Lainz	
Neurologische Abteilung	Kaiserin Elisabeth Spital
Wolkersbergenstr. 1	Huglg. 1-3
1130 Wien	1150 Wien

Wien, im Frühjahr 1996

EINLEITUNG - ZUM GEBRAUCH DES ARBEITSBUCHES

Das vorliegende *Arbeitsbuch* bringt die Theorien der Traditionellen Chinesischen Medizin (TCM) knapp und übersichtlich und ist auf Akupunkteure zugeschnitten, die mehr wollen als nach Rezept stechen. Es versteht sich als kurzgefaßte Anleitung zur Umsetzung der Theorien der Theorien der TCM in die Praxis. Dabei helfen eine Systematik und Gebrauchsanweisung der besonderen Punkte, die originale TCM-Diagnostik und ihre Wiener Modifizierung nach Meng, eine übersichtliche Zusammenstellung chinesischer Syndrome, u.a. eine extrem knappe Zusammenstellung der wichtigsten Organsyndrome, Behandlungsanleitungen und eine Einführung in verschiedene Somatotopien. Komplizierte Inhalte werden so einfach und übersichtlich wie möglich dargestellt.

Das Arbeitsbuch *ist keineswegs ein Ersatz* für die vorhandene TCM- und Akupunkturliteratur, aber es ist eine wertvolle Einstiegshilfe und ist auch als Nachschlagewerk geeignet. Es ist für Fortgeschrittene in der Akupunktur konzipiert, ein Grundwissen über Punkte und Meridiane sollte also vorhanden sein. Der Inhalt ist systematisch nach dem Lehrplan der Österreichischen Gesellschaft für Akupunktur und Auriculotherapie aufgebaut und in die Abschnitte B 1, B 2, B 3 und C aufgeteilt. Das *Kursteilnehmer-Skriptum* unserer Gesellschaft ist nämlich weitgehend identisch mit dem Arbeitsbuch, aber es enthält aus didaktischen Gründen zahlreiche *Leerstellen*, die der Referent/ die Referentin im Kurs gemeinsam mit den Teilnehmern erarbeiten soll oder die sich die Lernenden zur Übung selbst ergänzen und im Arbeitsbuch kontrollieren können.

Wir bitten noch einmal alle ReferentInnen und LeserInnen um Anregungen für Ergänzungen und Änderungen an diesem Arbeitsbuch.

ABKÜRZUNGEN UND HINWEISE

+	tonisieren
-	sedieren
*	Moxa
AP	Alarmpunkt
AZ	Allgemeinzustand
BenP	Ben-Punkt
Bi	Bischko
BWD	Brustwirbeldorn
ch	chinesisch
DB	Daumenbreite
DD	Differentialdiagnose
DFS	Dornfortsatz
DP	Durchgangspunkt
EP	Einflußreicher Punkt
EZ	Ernährungszustand
HB	Handbreite
He-P	He-Punkt
ICR	Intercostalraum
KFB	Kleinfingerbreite
KP	Kardinalpunkt
Luo-P	Luo-Punkt = Durchgangspunkt
MP	(kursiv) Meisterpunkt
NeuP	Neupunkt
P	Punkt
PaM	Punkt außerhalb des Meridiansystems
PdM	Point de Merveille
QuF	Querfinger
QuP	Quellpunkt
ReuP	Reunionspunkt
Shu-P	Shu-Punkt
SP	Sedativpunkt
StwP	Stoffwechselpunkt
TestP	Testpunkt
TCM	Traditionelle Chinesische Medizin
TP	Tonisierungspunkt
ZP	Zustimmungspunkt
ZB	(kursiv) Zungenbelag
ZK	(kursiv) Zungenkörper

LITERATUR

1. Auerswald W., König G. und K. (1982) Ist Akupunktur Naturwissenschaft? Verlag Wilhelm Maudrich, Wien, München, Bern.
2. Bergsmann O., Meng A. (1982) Akupunktur und Bewegungsapparat - Versuch einer Synthese. Karl F. Haug Verlag, Heidelberg
3. Bischko J. (1978) Akupunktur für mäßig Fortgeschrittene, Textband. 2. Aufl., Karl F. Haug Verlag, Heidelberg
4. Bischko J. (1983) Einführung in die Akupunktur. 13. Aufl., Karl F. Haug Verlag, Heidelberg
5. Bischko J., Kitzinger E., Nissel H. (1985) Akupunktur für Weitfortgeschrittene. Karl F. Haug Verlag, Heidelberg
6. Bucek R. (1994) Lehrbuch der Ohrakupunktur. Eine Synopsis der französischen, chinesischen und russischen Schulen. Karl F. Haug Verlag, Heidelberg
7. Chen Xinnong (Hg.) (1987) Chinese Acupuncture and Moxibustion. Foreign Language Press, Beijing.
8. Darras I.C., de Vernejeul, Albarede (1992) Isotopische Verdeutlichung der Akupunkturlinien. Deutsche Zschr. für Akupunktur, 35. Jg./1, 4-15.
9. Feucht G. (1977) Die Geschichte der Akupunktur in Europa. Karl F. Haug Verlag, Heidelberg.
10. Garten H (1994) Akupunktur bei Inneren Erkrankungen. Hippokrates Verlag, Stuttgart
11. Gleditsch J. (1979) Mundakupunktur. WBV Biologisch-Medizinische Verlagsgesellschaft, Schlorndorf, BRD.
12. Gruber M. (1979) Akupunkturausbildung in der Volksrepublik China. Karl F. Haug Verlag, Heidelberg
13. Heine H. (1988) Anatomische Struktur der Akupunkturpunkte. Dtsche. Zschr. f. Akupunktur, 31. Jg./4, 26-30.
14. Kaada B. (1984) Neurophysiologie der Vasodilatation, hervorgerufen durch transcutane Nervenstimulation (TNS). Bischko Hrsg.: Handbuch der Akupunktur, Kongreßband Weltkongreß für wissenschaftliche Akupunktur. 17.-20.10. 1983, Wien, Teil 1, 6-22.
15. Kaptchuk, Ted (1990) Das große Buch der Chinesischen Medizin. Scherz Verlag, Bern, München, Titel des Originals: The Web Has No Weaver. Understanding Chinese Medicine. Copyright 1983.
16. Kellner G. (1966) Bau und Funktion der Haut. Dtsche. Zschr. f. Akupunktur, 9. Jg./1, 1-16.
17. Kitzinger E. (1989) Der Akupunktur-Punkt, Topographie und Chinesische Stichtechnik. Maudrich Verlag, Wien, München, Bern.
18. Kleber J.J. (1989) Traditionelle Chinesische Medizin. Syndromdiagnose für Akupunktur und Moxibustionstherapie. Müller und Steinicke, München.
19. König G., Wancura I. (1975) Praxis und Theorie der Neuen Chinesischen Akupunktur, Band I, Maudrich Verlag, Wien, München, Bern.
20. König G., Wancura I. (1989) Neue Chinesische Akupunktur. Lehrbuch und Atlas mit naturwissenschaftlichen Erklärungen. 5. Aufl., Erstauflage 1975.
21. Kubiena G. (1989) Akupunktur bei Asthma, allergischen und dermatologischen Erkrankungen. 2. Aufl. Karl F. Haug Verlag, Heidelberg.
22. Kubiena G. (1995) Kleine Klassik für die Akupunktur. Eine einfache Einführung in die Grundlagen der Traditionellen Chinesischen Medizin. Verlag Wilhelm Maudrich, Wien-München-Bern. (Erstauflage 1989, Haug Verlag, Heidelberg)
23. Kubiena G. (1996 in Druck) Chinesische Syndrome verstehen und verwenden. Verlag Wilhelm Maudrich, Wien, München, Bern.
24. Kubiena G./ Meng A. (1994) Die neuen Extrapunkte in der chinesischen Akupunktur. Lehrbuch, Atlas und Behandlungsprogramme mit den von der WHO empfohlenen und in China gesetzlich festgesetzten 48 Extrapunkten. Verlag Wilhelm Maudrich, Wien, München, Bern.
25. Kubiena G./ Meng A./ Petricek E./ Petricek U. (1991) Handbuch der Akupunktur. Orac Verlag Wien, München, Zürich.
26. Kubiena G./ Mosch-Kang Y.S. (1996) Koreanische und chinesische Handakupunktur. Verlag Wilhelm Maudrich, Wien, München, Bern.

27. Kubiena G./ Zhang Xiao Ping (1995) Duft-Qigong - ein einfacher Weg zu innerer Harmonie. Verlag Wilhelm Maudrich, Wien-München-Bern
28. Kubiena G./ Zhang Xiao Ping (1995) Taijiquan- die Vollendung der Bewegung, 2. Auflage. Maudrich-Verlag, Wien, München, Bern (1. Auflage 1990)
29. Kubiena/ Meng (1995 in Vorbereitung) Die Kardinalpunkte in der chinesischen Akupunktur.
30. Li Dichen (1991) Farbatlas der traditionellen chinesischen Diagnostik. Aus dem Chinesischen von Dr. Alexander Meng Chao-Lai. Karl F. Haug Verlag, Heidelberg.
31. Maciocia G. (1994) Die Grundlagen der Chinesischen Medizin. Verlag für Traditionelle Chinesische Medizin Dr. Erich Wühr, Kötzting, Bayer. Wald. (Englische Erstausgabe 1989).
32. Maresch O. (1966) Das elektrische Verhalten der Haut. Dtsche. Zschr. f. Akupunktur 9. Jg./2, 33-55.
33. Meng A. (1977) Die Akupunkturtherapie im heutigen China Karl F. Haug Verlag, Heidelberg.
34. Meng A. (1978) Akupunktur für mäßig Fortgeschrittene, Bildband. 2. Aufl. Karl F. Haug Verlag, Heidelberg
35. Meng A. (1981) Die traditionelle chinesische Massage, Tuina- Therapie. Karl F. Haug Verlag, Heidelberg
36. Meng A. (1991) Akupunktur - Schmerztherapie. In: Tomalske G. Hrsg.: Nichtmedikamentöse Therapie bei Schmerz. Bd. 1 Gustav Fischer Verlag, Stuttgart, Jena, New York
37. Nell W. (1994) Triggerpunkte in der Akupunktur. Karl F. Haug-Verlag, Heidelberg
38. Nissel H., Schiner E. Akupunktur - eine Regulationstherapie. Facultas Verlag, Wien
39. Pauser G. (1979) Neurophysiologie und Neurobiochemie als Grundlagen der Akupunkturanalgesie. Dtsche. Zschr. f. Akupunktur 22. Jg./5, 107 - 109.
40. Pauser G., Gilly H., Steinbereithner K. (1977) Neurophysiologische Untersuchungen zur Wirkung der Akupunkturanalgesie. Dtsche. Zschr. f. Akupunktur, 20. Jg./5
41. Petricek E. (1977) Die Akupunktur in der Zahnheilkunde. Karl F. Haug Verlag, Heidelberg
42. Pischinger A. (1976) Das System der Grundregulation. Karl F. Haug Verlag, Heidelberg, 2. Aufl.
43. Pollmann A (1991) Fünf Wandlungsphasen in fünf Streichen. Grundprinzipien der chinesischen Medizin am Beispiel der Geschichte von Max und Moritz. Karl F. Haug Verlag, Heidelberg
44. Pomeranz B.H. (1977) Akupunkturwirkung durch Ausschüttung von Encephalinen und Endorphinen im Gehirn. New Scientist 73, 12. referiert von D. Marthaler.
45. Pomeranz B.H., Cheng R., Law P. (1977) Aufhebung der Elektroakupunkturanalgesie durch Hypophysektomie. Exp. Neural. 54, 172-178.
46. Riederer P., Tenk H., Werner H. (1978) Biochemische Aspekte der Akupunktur. Dtsche. Zschr. f. Akupunktur 21. Jg./2, 59-64.
47. Riederer P., Tenk H., Werner H., Bischko J., Rett A., Krisper H. (1975) Manipulation of Neurotransmitters by Acupuncture (?). J. of Neural Transmission 37, 61-94.
48. Ross Jeremy (1984) Zang Fu. Die Organsysteme der traditionellen chinesischen Medizin. Funktionen, Beziehungen und Disharmoniemuster in Theorie und Praxis. Übersetzung: Wolfgang Schreiner. Medizinisch literarische Verlagsgesellschaft mbH Uelzen. Englische Erstausgabe 1984, Deutsche Auflage 1992
49. Veith Ilza: The Yellow Emperor's Classic of Internal Medicine. (New Edition, Universitiy of California Press 1949 und 1972).
50. Wang Xuetai, Zhenjuxue Shouce. Volksgesundheit Verlag, Peking 1962. (Chinesisch)
51. Yamamoto Toshikatsu/ Maric-Öhler W. (1991) Neue Schädelakupunktur - YNSA. Chun-Jo Verlag, Freiburg im Breisgau
52. Yoo Tae-Woo (1994) Die koreanische Handakupunktur. Eum Yang Mek Jin Publishing Co., Seoul, Korea
53. Zeitler H. (1977) Einführung in die Schädelakupunktur. Karl F. Haug Verlag, Heidelberg
54. Zeitler H. (1981) Akupunkturtherapie mit Kardinalpunkten. Karl F. Haug Verlag, Heidelberg
55. Zeitler H. (1983) Meridiane, ihre Punkte und Indikationen. Verlag Friedrich Vieweg und Sohn, Braunschweig/Wiesbaden.

B 1

Grundtheorien der Traditionellen Chinesischen Medizin (TCM)[1]

Die Basis der Akupunktur, die nur ein Teil der Traditionellen Chinesischen Medizin ist, entstammt verschiedenen naturphilosophischen Schulen Chinas, die nebeneinander existierten und ihre Blütezeit zwischen vierten und ersten vorchristlichen Jahrhundert erlebten. In dieser Zeit entstand auch das berühmte Standardwerk der chinesischen Medizin, das Huandi Neijing - der Klassiker der inneren Medizin des gelben Kaisers. Das darin niedergelegte Wissen stammt der Legende nach vom sagenhaften gelben Kaiser, der im vierten vorchristlichen Jahrtausend gelebt haben soll.

Die drei besonders für die Akupunktur wichtigen Grundtheorien der Traditionellen Chinesischen Medizin:

- Yin/ Yang
- Qi - Energie als einer der fünf Basisbegriffe des menschlichen Körpers
- 5 Elemente, Funktionskreis

1. Yin und Yang

Philosophisches Prinzip, Gegensatzpaar:

- schließt einander einerseits aus - wie Licht und Schatten,
- bedingt einander anderseits - wie Materie und Energie,
- bringt alles hervor - wie Mann und Frau,
- geht ineinander über - wie Tag und Nacht,
- relative Begriffe! Körperoberfläche ist im Vergleich zu inneren Organen relativ Yang, dennoch gibt es dort Yang- und Yin-Meridiane! Innere Organe sind im Vergleich zur Körperoberfläche alle Yin, dennoch gibt es Yin- und Yang-Organe! Es gibt kein absolutes Yin oder Yang!

---

[1]) Literatur: Chen Xinnong (Hg.) (1987) Chinese Acupuncture and Moxibustion. Foreign Language Press, Beijing., Feucht: Die Geschichte der Akupunktur..., Kaptchuk; Kubiena: Kleine Klassik, Kubiena: Chinesische Syndrome..., Kubiena/ Meng/ Petricek/ Petricek: Handbuch..., Li Dichen/ Meng: Farbatlas der traditionellen chinesischen Diagnostik; Meng: Akupunktur für mäßig Fortgeschrittene, Bildband; Maciocia: Die Grundlagen..., Ross: Zangfu, Veith: The Yellow...

YIN- UND YANG-BEGRIFFE

Yin	Yang
Materie ist Basis von Energie	**Energie** braucht materielle Basis, schafft Materie
Frau	Mann
Erde, irdisch	Himmel, himmlisch
Materiell	Ideell, energetisch
Unten	Oben
Rechts	Links
Innen	Außen
Wasser	Feuer
Winter	Sommer
Nacht, Schatten, Dunkelheit	Tag, Licht, Strahlen
Unterfunktion, hypo	Überfunktion, hyper
Chronisch	Akut
Leise	Laut
Substanz, Morphologie	Funktion
Kälte	Hitze
Mangel, Leere	Überschuß, Fülle
Innen: innere Organe relativ zu Haut, Körperoberfläche	Außen: Haut, Körperoberfläche relativ zu inneren Organen
Parenchymatöse Organe	Hohlorgane
Meridiane an der Innenseite der Extremitäten	Meridiane an der Außenseite der Extremitäten

2. Fünf Basisbegriffe des menschlichen Körpers

- Qi - Energie, Funktion,
- Xue - Blut,
- Jing - Essenz - konstitutionelle Basis, materielle Basis von Quellen-Qi siehe unten
- Jinye - Körpersäfte,
- Shen - Geist

2.1. Qi - Energie, Funktion
Atmung, Vitalenergie, Funktion, Information, energetische Partikel

Art	Entstehung	Funktion	Verteilung	Pathologie
Yuanqi: Quellen-Qi	Aus der Substanz „Jing", die in der Niere aufbewahrt wird. Denkmodell der ererbten materiellen Basis der Konstitution	Konstitution, angeborenes Energiepotential, ererbte Lebensenergie. Bestimmt Organanfälligkeit und Krankheitsanfälligkeit oder nicht, Lebensdauer, Temperament, Sexualität	Teil von Zhengqi, Zongqi, Weiqi	Mangel: Erbkrankheiten, Krankheitsanfälligkeit generell oder bezogen auf einzelne Organe
Qingqi: reines Qi	Qi aus der Atemluft	Teil von Zhengqi, Zongqi, Organ-Qi	Siehe Funktion	Schlechte Luft führt zu Schädigung von Herz und Lunge
Yingqi: nährendes Qi aus der Nahrung	Von Magen vorbereitet, von Milz aus der Nahrung gefiltert	Produktion von Blut, Produktion und Teil von Zhengqi, Weiqi, Organ-Qi	Zirkuliert in Blutgefäßen, Meridianen	Siehe Zhengqi, Weiqi, Organ-Qi
Weiqi: Abwehr-Qi	Entsteht aus Yingqi, Zhengqi ist an Entstehung beteiligt	Außerhalb der Meridiane	Schutz der Körperoberfläche gegen pathogene Faktoren, Öffnen/ Schließen der Poren, Befeuchten von Haut und Haar, Regulation der Körpertemperatur, Wärmen der Muskel und inneren Organe	Abwehrschwäche
Zongqi: Thorax-Qi	Aus Qingqi und Qi aus der Nahrung (produziert von der Milz)	Lungenfunktion: Atmung, Stimme, Herzfunktion: Kreislauf, Körperwärme, Beweglichkeit der Extremitäten	Wirkt vom Thorax aus	Sprache, Respiration, Zirkulation
Zhengqi: „Wahres Qi", Meridian-Qi	Kombination aus Yuanqi, Yingqi, Qingqi, d.h. Konstitution, Atemluft, Ernährung spielen eine Rolle	In den Meridianen, die mit den Organen in Verbindung stehen	Zirkulation, Qi-, Blut-Produktion, Organfunktion, Leben überhaupt. Bereitstellung von Organ-Qi, Weiqi	Eigentlich jede Pathologie, z.B. Mangel und Stau: Zirkulationsstörungen, Energiemangel, Fehlfunktion von Organen, mangelhafte Blutproduktion, Abwehrkraft
Organ-Qi	Beteiligt alle Arten von Qi, insbesondere Yuanqi, Zhenqi, Weiqi	Funktion der Organe	Organe	Stau: Kolik Mangel: Unterfunktion Inverses Qi- z.B. Lunge: Husten

Aufgaben von Qi

- Antrieb, Funktion
- Erwärmen
- Abwehren
- Umwandlung: Nahrung, und Luft in Blut, Qi
- Befeuchten
- „Zusammenhalten"

2.2. Xue - Blut

An der Blutbildung und -zirkulation sind alle parenchymatösen Organe beteiligt:
- Herz: Kreislauf,
- Leber: glatter Fluß, Blutreservoir, Volumen des zirkulierenden Blutes,
- Magen, Milz: bereiten „Essenz" als materielle Basis für Qi und Blut aus dem Nahrungsbrei; Milz: hält Blut in den Blutgefäßen,
- Lunge: Mischung von reinem Qi - Luft - und „Essenz" aus der Nahrung,
- Niere: bewahrt die angeborene Basis von Qi - Jing - , die zusammen mit der Essenz aus der Nahrung (siehe Magen und Milz) die materielle Basis für Blut und Qi bildet.

TCM-Funktionen des Blutes

Befeuchtung, Ernährung, Verbindung (Blutgefäße, Meridiane und innere Verläufe) garantieren Funktion von Bewegungsapparat und inneren Organen, Gehirn und Sinnesorganen; Blut und Qi sind die Basis geistiger Aktivität - cave: zerebrale Mangeldurchblutung![2])

Pathologie

Blut-Mangel: z.B. Anämie,
Blut-Stau: z.B. Thrombose, Endometriose,
Blut-Hitze: z.B. hitzende Dermatosen mit roten Effloreszenzen, entzündliche Blutungen.

2.3. Jing - Essenz

Materielle Substanz für Produktion von Quellen-Qi, wird in der Niere aufbewahrt.
- Angeborenes Jing: Summe der Erbanlagen, Hormongeschehen; steuert den zyklischen Entwicklungsrhythmus des Menschen - Frau: 7-, Mann: 8-Jahres-Rhythmus: Veränderungen an Zähnen, Haaren, Hormongeschehen - Reife, Fruchtbarkeit, Wechsel, allgemeiner Spannkraft und Aussehen, Lang-oder-Kurzlebigkeit.
- Postpartales Jing: Substanz, die dem Körper zur Erhaltung des Lebens zugeführt wird, also die "Essenz" aus der Nahrung.[3])

Pathologie

Angeborener Mangel: Mißbildungen, Entwicklungsstörungen;
Erworbener Mangel: Erschöpfung durch Senium, Überanstrengung, Mißbrauch: Impotenz, Infertilität, Osteoporose.

---

[2]) nach Chen Xinnong (Hg.) (1987) Chinese Acupuncture and Moxibustion.S.49f
[3]) Kaptchuk S.54f, Ross S.33f

2.4. Jinye - Körperflüssigkeit

Sammelbegriff für Speichel, Verdauungssäfte, Gelenksflüssigkeit, Tränen, Nasensekret, Schweiß, Harn; Gewebsflüssigkeit, Blutserum bzw. Plasma. Entsteht aus der durch Magen und Milz aufbereiteten Nahrung.

1. Jin = klar, dünnflüssig -- wärmt, nährt und befeuchtet Haut und Muskeln
2. Ye = dick, zähflüssig -- wärmt, nährt und befeuchtet Gelenke, Hirn, Knochen- und Rückenmark, Körperöffnungen.

Verteilung der Körperflüssigkeit

Beteiligt alle inneren Organe, vorrangig Milz, Lunge und Niere:

Milz: Transformation von Wasser und Feuchtigkeit, Optimierung der Flüssigkeitsmenge in Blutgefäßen und Gewebe, Weitertransport zur Lunge.
Lunge: Teilung der Körperflüssigkeit in dünnflüssigen (Jing) und dickflüssigen (Ye) Anteil, Befeuchtung von Haut und Körperhaar. Schickt Flüssigkeit abwärts zur Niere. Pathologie: Lungenödem.
Niere: Trennung von reiner und unreiner Flüssigkeit: reine nach oben, unreine nach unten.
Herz: Transport, Zirkulation.
Leber: Regulation der Menge und Viskosität des zirkulierenden Blutes.

Pathologie

Fülle: Ödeme, Stau, Beeinträchtigung des Blut- und Qi-Flusses.
Mangel: Exsikkose.

2.5. Shen - Geist

Materielle Basis des Geistes, der nur dem Menschen eigen ist: Bewußtsein, materielle Basis der Großhirnfunktion. Wird im Herzen aufbewahrt -- das Herz ist in der TCM ja auch Synonym für Geist, Hirn, Seele, Esprit[4]).

Pathologie

Mangel: Lustlosigkeit.
Beunruhigung durch Hitze, Feuer, Qi-/ Emotions-Stau.
Geistesstörung durch „Schleim".

---

[4]) Literatur: Kaptchuk S.57f, Ross S.34

3. Fünf Elemente und die Funktionskreise

Die 5 Elemente
5 elementare Dinge aus der Welt des bronzezeitlichen Menschen.
Wichtigste Regeln:
> Mutter-Sohn-Regel: Gehen ineinander über, bringen einander hervor,
> Sohn-Mutter-Regel: konsumieren einander

Weitere Regeln: Kontrolle, Überwältigung, Widerstand

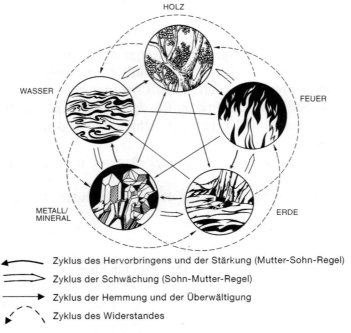

⬅ Zyklus des Hervorbringens und der Stärkung (Mutter-Sohn-Regel)
⇒ Zyklus der Schwächung (Sohn-Mutter-Regel)
→ Zyklus der Hemmung und der Überwältigung
⇢ Zyklus des Widerstandes

Graphik aus: Kubiena/Zhang, Duft-Qigong, S. 78

Bedeutung der 5 Elemente
1. Beschreibung der Wechselwirkung in Physiologie und Pathophysiologie: Die Organe stehen im gleichen Verhältnis zueinander wie die 5 Elemente, fördern oder konsumieren einander, hemmen (kontrollieren) einander oder leisten einander Widerstand.
2. Erarbeitung des Therapiekonzeptes: Zeigt sich, daß ein Organ ein anderes „angreift" (siehe Zyklus der Überwältigung), dann muß das angreifende Organ beruhigt (sediert), das angegriffene gestärkt werden. Beispiel: Wie das Holz die Erde, so „kontrolliert" die Leber Milz und Magen, wie das in der Beziehung der „Kontrolle" zum Ausdruck kommt. Übermächtige Kontrolle wird zur „Überwältigung. Bei einer Gastritis mit deutlichen Zeichen von Magenschwäche (Appetitlosigkeit) und Leber-Überschuß (saures Aufstoßen, Brennen) muß der Magen im Sinn des Widerstandes gestärkt, die Leber beruhigt werden.
3. Antike Punkte: 5 wichtige Meridianpunkte an den Extremitäten, die den 5 Elementen zugeordnet sind. Siehe Seite 24.
4. Ganzheitliches Denken und Betrachtung: Der Mensch wird als Mikrokosmos im Makrokosmos angesehen, Krankheitssymptome werden mit bekannten Umwelterscheinungen verglichen, siehe Seite 19.

Kritik :
- Die Begriffe sind ungenau und verwaschen.
- Unklare Formulierung der Gesetzmäßigkeiten.
- Konkretes Geschehen wird durch abstrakte Begriffe ersetzt.

Funktionskreise von H. Nissel und E. Schiner

Die Funktionskreise der TCM stellen ein wichtiges Ordnungssystem dar. Sie zeigen die Verbindungen von Körper und Seele, von Innen und Außen, von Oben und Unten, von Yin und Yang. Damit gelingt gerade dem streng schulmedizinisch ausgerichteten Arzt sehr schnell der Einstieg in eine echte Ganzheitsmedizin. Funktionskreise stellen ein erstes, leicht faßbares Werkzeug dar, um sowohl diagnostisch als auch therapeutisch einen zusätzlichen Zugang zum Patienten zu bekommen.

Diese Jahrtausende alten Funktionskreise haben in den letzten Jahren zunehmend an Bedeutung gewonnen: Durch die Kenntnis der Biokybernetik und der Chaosphysik erkennen wir immer deutlicher die Grenzen eines linearen Ursache-Wirkungsdenkens und wenden uns vermehrt vernetzten Denkmodellen zu. Durch die zunächst etwas reduzierten und unserem westlichen Denken angepaßten Funktionskreise lassen sich zahlreiche interessante Verbindungen zwischen unserem schulmedizinischen Wissen und der Traditionellen Chinesischen Medizin herstellen.

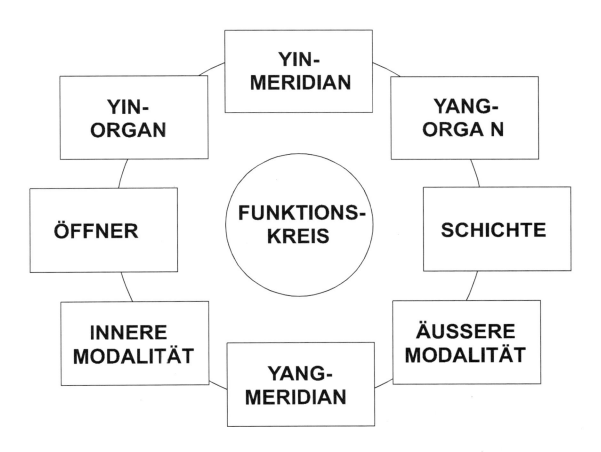

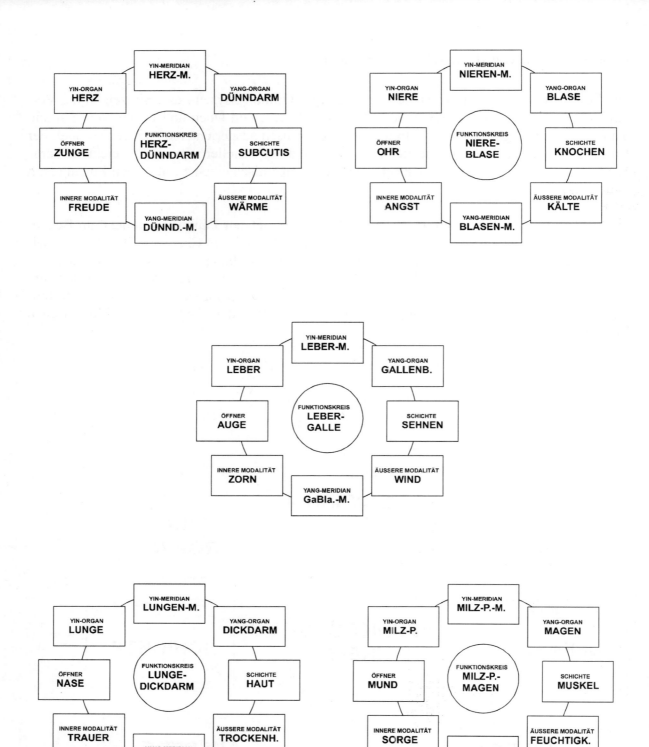

aus: **AKUPUNKTUR - eine REGULATIONSTHERAPIE** von H. NISSEL und E. SCHINER, Facultasverlag, Wien

Funktionskreise, 5 Elemente und innere Organe

Die TCM betrachtet den Menschen als Mikrokosmos im Makrokosmos und vergleicht innere Organe, physiologische und pathologische Vorgänge mit Umweltphänomenen, die systematisch in das System der 5 Elemente eingeordnet werden. Was einem Element entspricht, wird als „Entsprechung" bezeichnet. Die Summe aller Entsprechungen eines Elementes bildet einen Funktionskreis (in der folgenden Tabelle erscheint der Funktionskreis in den senkrechten Spalten) [5]. Da auch die inneren Organe den einzelnen Funktionskreisen zugeordnet sind, werden sie an dieser Stelle kurz abgehandelt. Jeweils ein Yin- und ein Yang-Organ sind gekoppelt (wie wir das von den Meridianen her schon kennen). Die Organ-Physiologie der TCM unterscheidet sich von unserer westlichen erheblich. Wiederholung und genauere Einzelbeschreibung in B 3.

Bedeutung einiger Entsprechungen

- Element: Beziehungen der 5 Elemente gelten für jede einzelne Entsprechung.
- Organstörungen projizieren sich in den zugeordneten Meridian und werden über diesen behandelt.
- Pathogene Faktoren schädigen das ihnen zugeordnete Organ, aber auch andere Organe (Viszero-Viszeralreflex), Organe entwickeln Symptome, die den pathogenen Faktoren gleichen („Leber-Wind").
- Jahreszeit, Himmelsrichtung: Epidemiologie, Endemiologie.
- Geschmack: Vorliebe weist auf Störung im Funktionskreis hin.
- Öffner: Organstörungen zeigen sich an den Öffnern.
- Farbe: pathognomonisch für den Funktionskreis.

Tabelle Funktionskreise und innere Organe

Element	Holz	Feuer	Erde	Metall	Wasser
Vollorgan	Leber	Herz	Milz/ Pankreas	Lunge	Niere
Hohlorgan	Gallenblase	Dünndarm	Magen	Dickdarm	Blase
Jahreszeit	Frühling	Sommer	Übergang	Herbst	Winter
Himmelsrichtung	Osten	Süden	Mitte	Westen	Norden
Farbe	Blau/ grün	Rot	Gelb	Weiß	Schwarz
Geschmack	sauer	Bitter	Süß	Scharf, herb	Salzig
Äußerer Faktor	Wind	Hitze	Feuchtigkeit	Trockenheit	Kälte
Innerer Faktor	Zorn	Freude/ Lust	Sorge/ Grübeln	Trauer, Melancholie	Angst, Schreck
Schmerzcharakter	Flüchtig, wechselnd, nicht lokalstabil, Anfall, Krampf	Brennend, hitzend	Feucht, Schweregefühl	Trocken, juckend	Tief, bohrend, Kältegefühl
Öffner	Auge	Zunge	Wange, Lippe	Nase	Ohr
Schicht/ Gewebe	Muskeln - Kontraktionszustand - Bewegung, Sehnen, Nägel	Subkutis/ Gefäss-Nervenbündel	Muskeln, Quellungszustand - Körperform; Bindegewebe	Haut, Poren, Körperhaar	Knochen, Kopfhaar

---

[5]) Tabelle aus: Kubiena G.: Chinesische Syndrome. Weitere Literatur. Nissel/ Schiner: Akupunktur - eine Regulationstherapie, Kubiena/ Meng/ Petricek/ Petricek: Handbuch, Kubiena: Kleine Klassik

Element	Holz	Feuer	Erde	Metall	Wasser
Vollorgan	Leber	Herz	Milz/ Pankreas	Lunge	Niere
Meridiane	Le/ G	H/ Dü	M /MP	Lu/ Di	N/ B
Dominiertes System	Gliedmaßen (Bewegung von Muskeln, Sehnen, Gelenken), Verdauung: Einfluß auf Magen und Milz	Kreislauf, Großhirn, regiert Blut und Blutgefäße	Verdauungstrakt Gliedmaßen (Muskel/ Bindegewebe)	Qi, Abwehr, Atmung, Respirationstrakt, regiert Gefäße **und** Meridiane	Urogenitale; Endokrinum. Knochen, Mark, Hirnsubstanz
Komplexe Funktion	Harmonie, Emotionen, Verdauung, Planen	Kreislauf, Transport, Geist-Shen, Bewußtsein, Gedächtnis, Schlaf, Sprache, Intellekt	Verdauung, Blut-/ Qi-Bildung, Milz hält Organe und Blut an ihrem Platz	Atmung, Trauer, Abwehr, Trennung, Flüssigkeitsverteilung, Befeuchtung von Haut und Haar	Kontrolle der unteren Öffnungen. Feuerniere: Konstitution, Aktivität Sexualität, Fertilität, zyklischer Lebensablauf. Wasserniere: Flüssigkeitshaushalt
Qi	Reibungsloser Fluß von Qi und Blut, Galle. Leber-Qi-Stau: cholerisch, Mangel: depressiv	Kreislauf, Umwandlung von Nahrungs-Qi in Blut im Herzen	Produziert Qi und Blut aus der Nahrung (materielle Basis für postpartales Qi und Blut)	Beherrscht Qi: Mischung von Qi aus der Luft und Qi in den Gefäßen	Bewahrt Jing-Essenz auf (Erbmasse - Nebenniere - Endokrinum). Nieren-Yang wandelt Jing in Nieren-Qi[6] um (Quellen-Qi)
Qi-Richtung	Sanft aufwärts, Einfluß auf Qi-Richtung von Milz und Magen. Pathologie: zu stark *aufwärts*: reizbar, Schwindel, *horizontal*: Magen-/ Milz-/ Darm-Störung, *abwärts*: Blasen-Störung	Abwärts. Pathologie: aufwärts: Schlafstörungen, Unruhe	Milz nach oben, Magen nach unten. Pathologie: Sinkendes Milz-Qi: Prolaps, Diarrhoe, rebellierendes Magen-Qi: Aufstoßen, Vomitus	Abwärts, schickt Qi nach unten zur Niere. Pathologie: aufwärts - Husten, Dyspnoe	Zieht Qi nach unten (empfängt Qi von der Lunge). Pathologie: Husten, Dyspnoe
Blut	Reservoir, Zirkulation - reibungsloser Qi-/ Blut-Fluß	Zirkulation, beherrscht Blut und Gefäße, Nahrungs-Qi wird im Herz zu Blut	Produziert Qi und Blut aus der Nahrung (materielle Basis für postpartales Qi und Blut) Milz hält Blut in Gefäßen	Regiert Blutgefäße, Meridiane und Qi - Einfluß auf Kreislauf!	Knochenmark, Teil der materiellen Basis des Nieren-Qi und Blut

---

[6] Nieren-Qi hat wie jede Form von Qi einen Yin- und einen Yang-Aspekt. Nieren-Yin und Nieren-Yang gelten als Basis von allem Yin und Yang des Körpers. Nieren-Yin und Jing bilden die materielle Basis des Nieren-Yang.

Element	Holz	Feuer	Erde	Metall	Wasser
Vollorgan	Leber	Herz	Milz/ Pankreas	Lunge	Niere
Wasserhaushalt	Reguliert Menge und Viskosität des zirkulierenden Blutes	Transport	Transformiert Wasser und Feuchtigkeit, braucht Wärme vom Nieren-Yang. Optimiert Flüssigkeitsmenge in Gefäßen und Gewebe	Verteilt Flüssigkeiten, schickt unreine Flüssigkeit nach unten zur Niere. Pathologie: Lungenödem	Schickt reine Flüssigkeit nach oben zurück zur Lunge, unreine nach unten zur Blase, unterstützt Blasen-Qi (Funktion) Trennung in reine und unreine Flüssigkeit, unterstützt unteren Erwärmer bei Umwandlung und Ausscheidung. Nieren-Yang wärmt Milz
Organspezifische Reaktion	Störungen von Menstruation, Fertilität, Bewegung, Verdauung, Augen. Symptomenwechsel, Drehschwindel, Knotenbildung. Anfällig auf Emotionen: Reizbarkeit, Psychosen, Schlaflosigkeit	Störungen von Kreislauf, Rhythmus, Bewußtsein, Geist-, Schlaf, Sprache, Lebenslust	Störungen von Denken, Appetit, Geschmack, Ernährung - mangelnde Blut-/ Muskelbildung, Gliederschwäche. Lethargie, Ödeme, Diarrhoe, Ptose-/ Blutungsneigung	Störungen von Abwehr und Flüssigkeitshaushalt (Lungen-/ Gesichtsödem). Inverses Lungen-Qi = Husten, Heiserkeit, Schnupfen, Seufzen, Weinen	Kreuzschmerzen, Störungen von Sexualität, Stuhl-/ Harnanomalien, inspiratorische Dyspnoe. Nieren-Yang-Mangel: allgemeiner Energiemangel. Nieren-Yin-Mangel: fehlende „Kühlung", Nieren-Jing-Mangel: Entwicklungsstörungen, Senium (praecox)

Tageszeit

Qi und Blut kreisen in einem festgelegten Tagesrhythmus durch Meridiane und Organe. Der Tag ist in 12 Doppelstunden aufgeteilt, von denen jede der Hauptaktivität eines Organs entspricht. Im Gegensatz zur obigen Aufteilung in 5 Funktionskreise haben wir es hier mit 6 Begriffspaaren zu tun: Zu den oben beschriebenen 5 Organpaaren kommen KS und 3 E hinzu, die zum gleichen Funktionskreis wie Herz/ Dünndarm gehören. Siehe auch Seite.32.

Maximalzeit	11-13h H	15-17h B	19-21h KS	23-1h G	3-5h Lu	7-9h M
	13-15h Dü	17-19h N	21-23h 3 E	1-3h Le	5-7h Di	9-11h MP

Bedeutung der Tageszeit

Organstörungen zeigen sich vorzugsweise zur zugeordneten Tageszeit, z.B. Gallenkoliken um Mitternacht, Asthmaanfälle in den frühen Morgenstunden etc.

BESONDERE PUNKTE[7]

3 Arten von Punkten:
- 361 Meridianpunkte - Stoff von A 1/ A 2[8]),
- Extra-Punkte - früher Punkte außerhalb des Meridiansystems (PaM) und Neue Punkte (NeuP)
- Somatotopien[9])

Meridianpunkte

1. Segmental wirksame Punkte - Alarmpunkte und Zustimmungspunkte

Alarmpunkte (Mu- Front) und Zustimmungspunkte (Shu-Transport).

Parameter	Alarmpunkte	Zustimmungspunkte
Lokalisation	a) auf eigenem Meridian b) auf einem anderen Meridian c) auf dem KG	auf dem inneren Ast des Blasen-Meridianes.
Diagnostik	v.a. Störungen von Hohlorganen	v.a. Störungen von parenchymatösen Organen
Therapie	Organstörungen - v.a. von Hohlorganen zusammen mit unterem He-Punkt	Organstörungen - v.a. von parenchymatösen Organen zusammen mit Quellpunkt

Organ	Alarmpunkte	Zustimmungspunkte
Herz	KG 14	B 15
Dünndarm	KG 4	B 27
Blase	KG 3	B 28
Niere	G 25	B 23
KS	KS 1, N 11	B 14
3E, Hauptalarmpunkt	KG 5	B 22
3 E Sex	KG 7	-
3 E digestiv	KG 12	-
3 E, repiratorisch	KG 17	-
Gallenblase	G 23, G 24	B 19
Leber	Le 14	B 18
Lunge	Lu 1	B 13
Dickdarm	M 25	B 25
Magen	KG 12	B 21
Milz/ Pankreas	Le 13	B 20
KG	-	B 24 für KG 6,
KG	-	B 26 für KG 4
LG	0	B 16

---

[7]) Literatur: Kitzinger: Der Akupunkturpunkt, Kubiena: Kleine Klassik, Kubiena: Akupunktur bei Asthma.., Kubiena/ Meng/ Petricek/ Petricek: Handbuch der Akupunktur, Nissel/ Schiner: Akupunktur - eine Regulationstherapie; Zeitler: Meridiane, ihre Punkte und Indikationen

[8]) Literatur: Kubiena/ Meng/ Petricek/ Petricek: Handbuch der Akupunktur; Nissel/ Schiner: Akupunktur - eine Regulationstherapie;

[9]) Literatur: Bischko.: Sonderformen der Akupunktur; Bucek: Lehrbuch der Ohrakupunktur; Gleditsch: Mundakupunktur; Kubiena/ Mosch-Kang: Koreanische und chinesische Handakupunktur; Petricek: Akupunktur in der Zahnheilkunde; Yamamoto/ Maric-Öhler: Neue Schädelakupunktur; Yoo Tae-Woo: Die koreanische Handakupunktur; Zeitler: Einführung in die Schädelakupunktur

2. "Klassische Punkte" mit Sonderfunktionen

2.1. Quellpunkte

Lokalisation: auf ihrem Meridian, um Hand/ Fußgelenk.
  Yin- Meridian: 3. Punkt proximal der Akren,
  Yang- Meridian: 4. Punkt proximal der Akren.

Ausnahme: Gallenblase: nicht G 41 sondern G 40

2.2. Durchgangspunkte

Liegen auf ihrem Meridian, immer mindestens einen Punkt proximaler als die Quellpunkte. Quell- und Durchgangspunkte von gekoppelten Meridianen stehen miteinander in Verbindung:

2.3. Quellpunkte und Durchgangspunkte gemeinsam
Verwendung:
1. Verstärken die Wirkung anderer gestochener Meridianpunkte
2. Bei Störung in einem Meridian:
   a) Quellpunkt des gestörten Meridians
   b) Durchgangspunkt des gekoppelten Meridians

Quellpunkt	Durchgangspunkt des gekoppelten Meridianes
H 7	Dü 7
Dü 4	H 5
B 64	N 4
N 3	B 58
KS 7	3E 5
3 E 4	KS 6
G 40	Le 5
Le 3	G 37
Lu 9	Di 6
Di 4	Lu 7
M 42	MP 4
MP 3	M 40

2.4. Antike Punkte

5 Punkte auf jedem Meridian, von distal nach proximal den 5 Elementen in der Reihenfolge des Zyklus generandi (Mutter-Sohn-Regel) zugeordnet.

Beginn : Yin-Meridiane mit Holz, Yang-Meridiane mit Metall.

Antike Punkte

Antiker Punkt	Chinesisch	Deutsch	Lokalisation.	Zugeordnet bei Yin - Meridian	Zugeordnet bei Yang - Meridian
1.	Jing	Brunnenloch	An den Akren	Holz	Metall
2.	Yin	Bach	2. Meridianpunkt proximal von den Akren	Feuer	Wasser
3.	Shu	Strom	3. Meridianpunkt proximal von den Akren	Erde	Holz
4.	Jing	Fließen	zwischen 3. u. 5. Punkt, **nicht unbedingt** der 4. Meridianpunkt!	Metall	Feuer
5.	He (Ho)	Meer	bei Ellbogen oder Knie	Wasser	Erde

Bedeutung: Punkte mit besonderer Wirksamkeit, Ausrechnung von Tonisierungs- und Sedativpunkten! Siehe Seite 24.

Antike Punkte der einzelnen Meridiane: von distal nach proximal:

	H	Dü	B	N	KS	3 E	G	Le	Lu	Di	M	MP
1. Jin	H 9	Dü 1	B 67	N 1	KS 9	3E 1	G 44	Le 1	Lu 11	Di 1	M 45	MP 1
2. Yin	H 8	Dü 2	B 66	N 2	KS 8	3E 2	G 43	Le 2	Lu 10	Di 2	M 44	MP 2
3. Shu	H 7	Dü 3	B 65	N 3	KS 7	3E 3	G 41	Le 3	Lu 9	Di 3	M 43	MP 3
4. Jin	H 4	Dü 5	B 60	N 7	KS 5	3E 5	G 38	Le 4	Lu 8	Di 5	M 41	MP 5
5. He	H 3	Dü 8	B 54	N 10	KS 3	3E 10	G 34	Le 8	Lu 5	Di 11	M 36	MP 9

2.4.1. Tonisierungspunkte und Sedativpunkte

Sind antike Punkte.
Lokalisation: immer auf ihrem Meridian, zwischen Akren und Ellbogen (z.B. Di 11).
Indikation: immer bedeutende Punkte. Unter bestimmten Umständen stimulierend bzw. sedierend im Meridian: Manipulationstechnik! Chronobiologie: Spezielle Wirkung zu genau definierter Tageszeit, die in China einem eigenen Kalender zu entnehmen ist.
Ben-Punkte: Entsprechen dem eigenen Element des Meridians (Ben heißt Wurzel).
Tonisierungspunkte (TP): auf ihrem Meridian, entsprechen dem Element der „Mutter".
Sedativpunkte (SP): auf ihrem Meridian, entsprechen dem Element des „Sohnes".

Tonisierungs-, Sedativ- und Ben-Punkte

	H	Dü	B	N	KS	3 E	G	Le	Lu	Di	M	MP
TP	H 9	Dü 3	B 67	N 7	KS 9	3E 3	G 43	Le 8	Lu 9	Di 11	M 41	MP 2
BenP	H 8	Dü 5	B 66	N 10	KS 8	3E 5	G 41	Le 1	Lu 8	Di 1	M 36	MP 3
SP	H 7	Dü 8	B 65	N 1	KS 7	3E 10	G 38	Le 2	Lu 5	Di 2	M 45	MP 5

2.4.2. He-(= Ho-) Punkte, Untere He-(=Ho-) Punkte

Jeweils 5. antiker Punkt.
Lokalisation: um Knie oder Ellbogen.
Indikation: innere Organe - direkte Organwirkung, Psyche!

Untere He-Punkte: Im Gegensatz zu den Yin-Organen haben *alle* Yang-Organe He-Punkte um das Knie, auch wenn ihre zugehörigen Meridiane auf dem Arm verlaufen - das sind die unteren He-Punkte. Der He-Punkt jener Hohlorgane, deren Meridian auf dem Bein verläuft ist selbstverständlich ein unterer He-Punkt (B, G, M). Jene Hohlorgane (Yang), deren zugeordnete Meridiane an der oberen Extremität verlaufen (Dü, 3 E, Di), haben einen **zusätzlichen unteren** He-Punkt beim Knie, der zusammen mit dem Alarmpunkt vorzugsweise für die Behandlung von Hohlorganen eingesetzt wird.

He-Punkte	Lokalisation	Unterer He-Punkt	Lokalisation
H 3	Ulnare Ellbogenfalte	-	-
Dü 8	Mulde zwischen Olecranon ulnae und Epicondylus humeri	M 39	6 Cun (8 QuF) unter M 36
B 54Bi/ B 40ch	Mitte der Kniekehle	B 54Bi/ B 40ch	Mitte der Kniekehle
N 10	Kniekehle medial zw. Sehnen v. M. semimembranaceus u. M. semitendinosus	-	-
KS 3	Ellenbeuge, ulnar der Bicepssehne	-	-
3 E 10	Grübchen 1 Cun (1 DB) oberhalb des Olecranon.	B 53	Lateral von B 54Bi/ B 40ch, an der Innenseite der Bicepssehne
G 34	Vor und unter dem Fibulaköpfchen	G 34	Vor u. unter Fibulaköpfchen
Le 9Bi/ Le 8ch	Vor medialem Ende der Kniekehlenfalte bei gebeugtem Knie	-	-
Lu 5	Ellenbeuge, radial v. Bicepssehne	-	-
Di 11	Radiales Ende der Ellbogenfalte	M 37	3 Cun (4 QuF) unter M36
M 36	1 QuF lateral der Tibiakante, 2 QuF unterhalb der Unterkante des Fibulaköpfchens	M 36	1 QuF neben Tibiakante, 2 QuF unter G 34
MP 9	Knie beugen, in Vertiefung unter Condylus medialis tibiae (lateral auf gleicher Höhe G 34)	-	-

2.5. Xi-Punkte - Akutpunkte - "Spalten"- Punkte, Akutpunkte

Direkte Verbindung Meridian/ Organ. Einsatz: Akutzustände.

H 6: radial der Sehne des M. Flexor carpi uln., 0,5 cun (1 KFB) proximal von H 7 (volare Handgelenksfurche, Radialseite des Os pisiforme)

Dü 6: proximal vom Handgelenk, Radialseite des proc. styl. ulnae

B 63: vor und unter B 62 (unter der Spitze des Außenknöchels)

N 5: 1 Cun (DB) unter N 3. (Zwischen höchster Erhebung des Malleolus int. Und Achillessehne)

KS 4: 5 Cun (6 1/2 QuF) proximal der Mitte der Handgelenksfurche volar

3 E 7: 3 Cun (4 QuF) proximal der Handgelenksfurche, am radialen Ulnarand, Streckseite

G 36: am Hinterrand der Fibula, 7 Cun (9 QuF) ober dem Außenknöchel

Le 6: medialer Tibiarand, 7 Cun (9 QuF) oberhalb des Innenknöchels

Lu 6: 7 Cun (9 QuF) oberhalb der volaren Handgelenksfurche auf einer Linie von Lu 5 (Ellenbeuge- radial der Bicepssehne) zu Lu 9 (Handgelenksquerfurche, über Arteria radialis)

Di 7: 5 Cun (6 1/2 QuF) proximal von Di 5 auf der Verbindungslinie von Di 5 zu Di 11. (Di 5: Radial an der Handrücken-Querfalte in einer Mulde zwischen den Sehnen des M. extensor pollicis brevis und des M. extensor carpi radialis longus. Di 11 :Bei maximal gebeugtem Arm am radialen Ende der Ellbogenfalte)

M 34: bei gebeugtem Knie 2 Cun (DB) oberhalb des seitlichen Patellaoberrandes

MP 8: 3 Cun (4 QuF) unterhalb von MP 9 auf der Verbindungslinie MP 9- Innenknöchel. (MP 9: Bei gebeugtem Knie in Vertiefung unter Condylus medialis tibiae, auf gleicher Höhe wie G 34. He-P)

2.6. Punkte mit besonders breitem Wirkungsspektrum

2.8.1. Reunionspunkte[10]): Verbindung zu mehreren Meridianen.

2.8.2. Extrapunkte[11]) auf Meridianen: Manche Extrapunkte liegen zwar auf Meridianen, zeichnen sich aber durch ein weit über die Meridianindikation hinausgehendes Wirkungsspektrum aus, z.B. PdM. Siehe Seite 80ff.

---

[10]) Zeitler: Meridiane, ihre Punkte und Indikationen, Kubiena/ Meng/ Petricek/ Petricek: Handbuch der Akupunktur

[11]) Kubiena/ Meng: Die neuen Extrapunkte

3. Punktesammlungen nach Indikationen

3.1. Europäische Punktesammlungen nach Indikationen

3.1.1. Europäische Meisterpunkte[12]

Punkt	Meisterpunkt für
H 3	Depression
Dü 3	Spasmolyse, Schleimhaut
B 21	Magen
B 31	Klimakterium
B 54	Hautkrankheiten, China: alle Schmerzen in Lumbalregion und Bein
B 60	Alle Schmerzen im B-Meridianverlauf
B 62	Schlaflosigkeit (zusammen mit N 6)
N 6	Schlaflosigkeit (zusammen mit B 62), nicht lokalisierbare Schmerzen
KS 6	Erbrechen, China: Thorax
3 E 4	Vasomotorischer Kopfschmerz
3 E 5	Kleine Gelenke
3 E 15	Wetterfühligkeit
G 34	Sehnen, Muskeln
G 41	Große Gelenke
Lu 11	Halskrankheiten
Lu 7	Stau; China: Kopf
Lu 9	Gefäßkrankheiten, Arrhythmien
Di 1	Zahnschmerzen
Di 4	Hauptanalgesiepunkt der oberen Körperregion, China: Mund, Hals
Di 15	Obere Extremität
M 36	Hyper-/ Hypotonie, Hormonhaushalt, Psyche - „göttlicher Gleichmut", Magen-Darm-Trakt, Füße und Knie; China: Bauch
MP 5	Bindegewebige Schwäche
MP 4	Durchfall
LG 4	Sex
LG 13	Erschöpfung

nach eigenen Erfahrungen zu ergänzen.

---

[12]) Literatur: Kubiena/ Meng/ Petricek/ Petricek: Handbuch der Akupunktur; Nissel/ Schiner: Akupunktur - eine Regulationstherapie

3.1.2. Stoffwechselpunkte

Europäische Sammlung nach Indikationen. Besondere Wirkung auf den Stoffwechsel, nützlich bei Allergien, Hautkrankheiten: Di 2, 3, 4, N 2, 6, B 54, B 58, Le 13.

Di 2: Faustschluß, Grübchen distal vom Zeigefingergrundgelenk, Farbumschlag. SP, StwP; Yin-P, "Quelle".

Di 3: In dem Grübchen, das bei Faustschluß (Daumen innen) proximal vom Grundgelenk des Zeigefingers entsteht (Farbumschlag der Haut). StwP; Shu - P, "Fluß", *MP* bei Akne.

Di 4: Handrücken, höchster Punkt des Muskelwulstes zwischen Metacarpale I und II. QuP, StwP.

N 2: Innenseite des Fußes, Grübchen unter Tuberositas ossis navicularis. StwP, Ying - P (Quelle), nach Bischko zweiter SP. Schweißhemmend.

N 6: Unterhalb der Spitze des Innenknöchels. KP für Yinqiao Mai, StwP. Mit B 62 *MP* Schlaflosigkeit, nicht lokalisierbare Schmerzen.

B 54 Bi/ 40 ch, Weizhong: In der Mitte der Kniegelenksquerfalte, zwischen den Sehnen der Mm. semitendinosus und biceps femoris. He-P, StwP, TestP für Gonarthralgien. *MP* der Hautkrankheiten.

B 58: 1 Cun (= 1 DB) distal und lateral von B 57, am lateralen Rand des M. gastrocnemius auf M. soleus. Querschnitt durch Unterschenkel 4.30h bzw. bei 7.30h. Luo-P, StwP.

Le 13: Unterrand des freien Endes der 11. Rippe. StwP, AP für MP, EP für parenchymatöse Organe, ReuP mit G.

3.2. Chinesische Meisterpunkte[13]

Sammlung von Punkten mit großer Wirkung.

3.2.1. Acht Einflußreiche Punkte

Beeinflussen Systeme, Gewebe.

EP	Lokalisation	System	Beispiel
Le 13	Freies Ende 11. Rippe; StwP, AP für MP	Vollorgane	Milzschwäche, Dyspepsie
KG 12	Mitte Nabel/ Xiphoïd; AP für mittleren Erwärmer, M	Hohlorgane	Erbrechen, Diarrhoe
KG 17	Sternummitte, 4. ICR, in Höhe der Mamillen. Respiratorischer AP des 3 E	Atmung	Husten, Asthma
B 17	1 ½ Cun (2 QuF) lateral des DFS von Th 7, Angulus inferior scapulae. ZP des Zwerchfells	Blut	Hämatemesis, Anämie
G 34	Vor und unter dem Fibulaköpfchen	Muskeln, Sehnen	Muskelatrophie, Lähmung, Kontraktur
Lu 9	Handgelenksfurche volar, A. radialis	Blutgefäße	Hypotonie
B 11	1½ Cun (2 QuF) neben DFS Th 1	Knochen	Knochendeformation
G 39	3 Cun (4 QuF) oberhalb des Außenknöchels	Mark-/ Rückenmark	Apoplexie

---

[13]) Literatur: Kubiena/ Meng/ Petricek/ Petricek: Handbuch der Akupunktur; Chen Xinnong: Chinese Acupuncture and Moxibustion.

3.2.2. Acht Kardinalpunkte [14]

Eröffnen Wundermeridiane. Laut Bischko können Anfänger sie in ihre Programme einbauen, sollen sie aber nicht am Anfang oder am Ende eines Programmes stechen. Siehe Seite 59ff.

Kardinalpunkt	Wundermeridian
Dü 3	LG, Lenkergefäß, Du Mai
B 62	Yangqiao Mai
3 E 5	Yangwei Mai
G 41	Dai Mai
Lu 7	KG, Konzeptionsgefäß, Ren Mai
N 6	Yinqiao Mai
KS 6	Yinwei Mai
MP 4	Chong Mai

3.2.3. Gruppen-Luo-Punkte[15]

Beeinflussen jeweils 3 Yang oder 3 Yin einer Extremität.

KS 5: 3 Cun (4 QuF) proximal der Mitte der volaren Hangelenksfurche
3 E 8: 4 Cun (1 HB) proximal der Mitte der dorsalen Handgelenksfurche
MP 6: 3 Cun (4 QuF) proximal des Innenknöchels
G 39: 3 Cun (4 QuF) proximal des Außenknöchels

---

[14]) Literatur: Zeitler: Akupunkturtherapie mit Kardinalpunkten, Kubiena/ Meng: Die Kardinalpunkte in der chinesischen Akupunktur
[15]) Luo heißt Netz, Verbindung. Es handelt sich also um Gruppen vernetzende Punkte.

4. Übersichtstabelle - besondere Meridianpunkte

Meridian	AlarmP	ZustimmungsP	QuellP	Durch-gangsP	TonisierungsP	SedativP	StoffwechselP	EinflußreicherP	KardinalP	Xi-P	Gruppen-Luo-P
H	KG 14	B 15	H 7	H 5	H 9	H 7	-	-	-	H 6	-
Dü	KG 4	B 27	Dü 4	Dü 7	Dü 3	Dü 8	-	-	Dü 3	Dü 6	-
B	KG 3	B 28	B 64	B 58	B 67	B 65	B 54Bi/ B 40ch, B 58	B 11: Knochen, B 17: Blut	B 62	B 63	-
N	G 25	B 23	N 3	N 4	N 7	N 1[16] N 2	N 2, N 6	-	N 6	N 5	-
KS	KS 1, N 11	B 14	KS 9	KS 6	KS 9	KS 7	-	-	KS 6	KS 4	KS 5
3 E	KG 5 KG 7 KG 12 KG 17	B 22	3 E 4	3 E 5	3 E 3	3 E 10	-	-	3 E 5	3 E 7	3 E 8
G	G 23, G 24	B 19	G 40!	G 37	G 43	G 38	-	G 34: Sehnen, G 39: Knochen- und Rückenmark	G 41	G 36	G 39
Le	Le 14	B 18	Le 3	Le 5	Le 9Bi/ Le 8ch	Le 2	Le 13	Le 13: Vollorgane	-	Le 6	-
Lu	Lu 1	B 13	Lu 9	Lu 7	Lu 9	Lu 5	-	Lu 9: Gefäße	Lu 7	Lu 6	-
Di	M 25	B 25	Di 4	Di 6	Di 11	Di 2	Di 2, Di 3, Di 4	-	-	Di 7	-
M	KG 12	B 21	M 42	MP 4	M 41	M 45	-	-	-	M 34	-
MP	Le 13	B 20	MP 3	M 40	MP 2	MP 5	-	-	MP 4	MP 8	MP 6
KG	-	KG 4: B 26 KG 6: B 24	-	-	-	-	-	KG 12: Hohlorgane, KG 17: Qi	-	-	-
LG	-	B 16	-	-	-	-	-	-	-	-	-

[16]) Der klassische Sedativpunkt ist - entsprechend den antiken Punkten - Niere 2. Bischko gibt zusätzlich N 1 als Sedativpunkt an.

MERIDIANLEHRE[17]

Meridiane heißen auf Chinesisch Jingluo = Netzwerk von Kanälen und Kollateralen.
Westen: Punkt wichtiger, TCM: Meridian wichtiger.

Physiologie

- Transportwege für Qi-Energie und Xue-Blut
- Verbindung der Körperoberfläche mit Körperinnerem
- Verbindung des Körpers mit seiner Umwelt
- Information
- Abwehr
- Homöostase
- Reflexbeziehung

Entspricht den vier Systemen (A.Meng 1981):

- Blutgefäßsystem
- Lymphgefäßsystem
- Peripheres und vegetatives Nervensystem
- Muskelkette[18])

Das Grundsystem wird als Ort des unspezifischen Regulationssystems von Pischinger, Kellner angesehen und spielt eine wesentliche Rolle beim Akupunktureffekt.

Pathologie - Störungen im Meridiansystem

Es handelt sich dabei immer um Zirkulationsstörungen aus verschiedenen Ursachen:

- Trauma, Stau, Schwellung, Schmerzen
- Eindringen von pathogenen Faktoren in die Meridiane behindert ebenfalls die Zirkulation - z.B. Zugluft, Kälte, Feuchtigkeit etc.
- Projektion innerer Leiden, gestauter Emotionen an die Körperoberfläche - Psychosoma
- Mangel an Qi oder Blut.

Bedeutung der Meridiane für die TCM

Diagnostik: Betroffener Meridian bei Beschwerden im Bewegungsapparat? Meridianbefunde: Palpation - Stau - Schwellung, Flüssigkeitsansammlung? Trauma? Atrophie?

Therapie:

- *Bewegungsapparat:* Behandlung über den "betroffenen Meridian" oder einen seiner Partner.
- *Innere Erkrankungen:* Behandlung über den zum erkrankten Organ gehörigen Meridian oder einen seiner Partner.
- Siehe auch Meridiansyndrome Seite 77f, Behandlungsregeln Seite 33, 49, 75.

---

[17]) Literatur: Kubiena/ Meng/ Petricek/ Petricek: Handbuch der Akupunktur, Meng: Akupunktur für mäßig Fortgeschrittene, Bildband; Meng: Die traditionelle chinesische Massage

[18]) Literatur: Bergsmann / Meng: Akupunktur und Bewegungsapparat; Kubiena/ Meng/ Petricek/ Petricek: Handbuch der Akupunktur

Beziehungen der 12 Meridiane

1. Drei Energieumläufe nach dem gleichen Schema

Vom Thorax zur Hand, von der Hand zum Kopf, vom Kopf zum Fuß, vom Fuß zum Thorax:

Zeit	Verlauf des Meridianes von → zu			
	Thorax → Hand	Hand → Kopf	Kopf → Fuß	Fuß → Thorax
11-19h	H 11-13h	Dü 13-15h	B 15-17h	N 17-19h
19- 3h	KS 19-21h	3 E 21-23h	G 23-1h	Le 1-3h
3 - 11h	Lu 3-5h	Di 5-7h	M 7-9h	MP 9-11h

2. Meridian-Partnerschaften

2.1. Gekoppelte Meridiane - Yang/ Yin - Außen/ Innen-Regel

Yin	Yang
Lunge	Dickdarm
Milz/ Pankreas	Magen
Herz	Dünndarm
Niere	Blase
Kreislauf/ Sexualität - Perikard	3 Erwärmer
Leber	Gallenblase

2.2. Korrespondierende Meridiane - Oben/ Unten-Regel

Eine Regel, die so wichtig ist, daß die korrespondierenden Meridiane sogar einen gemeinsamen Namen tragen!

Meridiane an Extremitäten	Innen - Yin-Meridiane	Außen - Yang-Meridiane
Vorne	Taiyin - Lu/ MP	Yangming - Di/ M
Mitte	Jueyin - KS/ Le	Shaoyang - 3E/ G
Hinten	Shaoyin - H/ N	Taiyang - Dü/ B

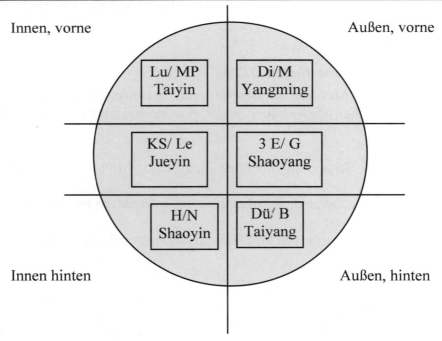

DURCHFÜHRUNG EINER AKUPUNKTURTHERAPIE NACH DEM BISHER ERLÄUTERTEN

Befunderhebung und Zuordnung nach der Dreier-Regel der Wiener Schule

Die Dreier-Regel ist eine Vereinfachung aller komplizierten Behandlungsregeln nach Meng[19])
1. *Meridian?* siehe Meridianlehre Seite 29, weiterführend Seite 34.
2. *Organ?* Komponente des Funktionskreises siehe Seite 19, Organlehre Seite 53ff.
3. *Modalitäten - Begleitumstände?* Kommt in B 2, B 3, C.

> **Dreier-Regel nach Meng:**
> Die Fragen nach 1. *Meridian* und 2. *Organ* beziehen sich auf den **Behandlungsort**,
> die Frage nach 3. *Modalitäten* - Begleitumständen - auf die **Behandlungstechnik**.

1. **Meridian betroffen:** „Betroffen" ist ein Meridian, der durch eine schmerzhafte oder veränderte Region zieht. Wo ist der Schmerz an Haut, Subkutis, im Bewegungsapparat?
    Konsequenz: **Punkt-/ Meridianwahl.** Lokalbezogene Akupunktur beeinflußt Meridianversorgungsgebiet (betroffener Meridian und Partner siehe Seite 32). Gute Akupunkturindikation, Akupunktur primär.
2. **Organ betroffen:** Funktionsstörung (auch Psychosoma) oder Parenchymschädigung innerer Organe. Weitere Hinweise folgen in B 2, B 3, C.
    Konsequenz: **Punkt-/ Meridianwahl.** Organbezogene Akupunktur. Funktionsstörungen: gute Indikation; Parenchymschäden: Akupunktur sekundär, Pharmatherapie primär.
3. **Modalitäten: Begleitumstände:** Pathogene Faktoren? Psyche? Auslöser? Akut/ chronisch? Hormone? Trauma/ Überanstrengung/ Verweichlichung? AZ/ EZ?
    Konsequenz: **Wahl von Technik und Methode**: Moxa oder kein Moxa? Tonisierende oder sedierende Technik, usw. siehe B 2 und B 3 Seite 49f und Seite 62f.

Schlussfolgerungen aus den Befunden

1. Klarstellung: Ist nach moderner Medizin Akupunktur indiziert oder nicht? Bei ausschließlicher Meridianbeteiligung ist Akupunktur Therapie der Wahl, bei Organbeteiligung nicht unbedingt.
2. Empirische Standardbehandlung "alter Meister" in 80 % effizient: z.B. Regelkreise nach Bischko[20]).
3. Befunderhebung nach der TCM, wenn Standardbehandlung nach 3-4 Sitzungen erfolglos.
4. Genaue Anpassung der Reizparameter: tonisieren/ sedieren, Moxa - Wärmetherapie? Siehe Reiztechnik und Kombinationstechniken Seite 50f, 8 Prinzipien Seite 37ff, pathogene Faktoren Seite 65, Syndrome nach der Qi- und Blut-Theorie Seite 66.
5. Kombination mit Mikrosystemen: Ohr-, Schädel-, Hand-, Schleimhaut- Akupunktur etc.
6. Eventuell Kombination mit anderen Regulationstherapien wie Neuraltherapie, Homöopathie, Manualmedizin, Psychotherapie, Tuina-Therapie etc., aber auch „Schulmedizin".
7. Die bisherige Therapie, insbesonders die medikamentöse Therapie muß ständig überlegt werden. Eine Änderung aber soll der verordnende Kollege durchführen.

---

[19]) Literatur: Meng: Akupunktur - Schmerztherapie
[20] Literarur: Bischko: Akupunktur für mäßig Fortgeschrittene; Meng: Akupunktur für mäßig Fortgeschrittene, Bildband;

Behandlungsregeln

Wesentlich ist die Unterscheidung, was primär und was sekundär behandelt werden soll:
Starke Schmerzen: Akupunktur, sedierende Technik, siehe B 2 Seite 50.
Reduktion des AZ: Akupunktur, tonisierende Technik, siehe B 2 Seite 50, Pharmatherapie!
Reduzierter AZ und starke Schmerzen: gleichzeitig Schmerzbekämpfung und AZ stärken.

Oppositionsregeln (Durchflutungsregeln)

- Vorne/Hinten
- Links/Rechts
- Außen/ Innen: Gekoppelte Meridiane (Yin-Yang)
- Oben/ Unten: Beeinflussung eines Meridianendes vom anderen Meridianende her (Kopf vom Fuß her beeinflussen)
- Korrespondierende Meridiane - Akutpunkte!
- Kardinalpunkte/ Wundermeridiane: Neurasthenie, Multimorbidität

Bewegungsapparat

Je akuter desto mehr Fern-, je chronischer desto mehr Lokalpunkte;
je stärker Symptome und Patient desto stärker der Reiz und vice versa.
Hochakut (Stunden): Fern-, Akut-Punkte auf korrespondierendem Meridian kontralateral, Somatotopien- Ohr, Hand, Yamamoto.
Akut (Tage bis Wochen): wie oben, aber Fern-, Akut-Punkte homolateral.
Subakut (Wochen, Monate): Mehr Lokalpunkte, Fernpunkte auf betroffenem Meridian.
Chronisch: Versuch mit Somatotopien lohnend, Lokalpunkte unbedingt behandeln!

Innere Organe

Hohlorgane: Alarmpunkt und unterer He- Punkt
Parenchymatöse Organe: Quellpunkt und Zustimmungspunkt, eventuell Alarmpunkt

Chronisch rebellierende Erkrankungen

Alarmpunkt und Zustimmungspunkt

Kombinationen

Verschiedene Methoden, einzeln oder kombiniert: Nadel, E-Stimulation, Moxa, Tuina-Massage, Laser, Schröpfen, Pharmatherapie - chinesisch oder westlich, etc.

Lebensführung

Diätetik, Körpertraining, Atem- und Konzentrationsübungen, z.B. Taiji Quan - Schattenboxen, Qigong, autogenes Training etc.

B 2

Das Grundsystem nach Pischinger[21]

Grundsubstanz = Interzellularsubstanz. Funktionen:
- Reaktion
- Information
- Gewebspotential
- Zelluläre O_2-Versorgung
- pH
- Abwehr
- Lokale Gegenregulation

Akupunkturpunkt = Lücke in der Körperfaszie, Vena perforans, Gefäß - Nervenbündel mit lockerem Bindegewebe - Grundsystem! (Heine 1988)

Der Akupunktureffekt ist die biokybernetische nervale und endokrine Antwort von Grundsystem und peripherem Nerven-und Gefäßsystem in Wechselwirkung mit zentraler Regulation auf Grund primärer Depolarisationsvorgänge in der Grundsubstanz durch den Nadelreiz.

Der Nadelreiz führt zur Depolarisation der Grundsubstanz. Dadurch entsteht ein bioelektrischer und Sekundärreiz über Botensubstanzen an Zelle, Kapillare, Nerv. Die Wechselwirkung zwischen Peripherie und zentraler Regulation zeigt sich als objektivierbarer neuraler und hormoneller Effekt.

Wissenschaftliche Untersuchungen über den Akupunkturpunkt[22]

1.) Hautwiderstand an den Akupunkturpunkten herabgesetzt
2.) Elektrisch vorzügliches Verhalten gegenüber dem luftelektrischen Spannungsfeld
3.) Histologie
   a) Kellner, Bischko: *Rezeptoren*: Meissner'sche und Krause'sche Körperchen, Hoyer Grossersche Organe; *Effektoren*: glatte Muskelfasern mit Kontakt zu Lymphgefässen.
   b) Heine 1987: "Spezifisch strukturierte Bündel" siehe oben. Entspricht der chinesischen Bezeichnung für Akupunkturpunkt: Xue = Zugang zur Tiefe, zum Kanalsystem, Loch.

Wissenschaftliche Untersuchungen über den Meridian[23]

Isotopenuntersuchungen: Ausbreitung von radioaktiven Isotopen entlang der Meridiane, aber nur dann, wenn in Akupunkturpunkte gespritzt.

Wissenschaftliche Nachweise der Akupunkturwirkung[24]

1. Nervös-reflektorisch: Tierversuche
2. Humoral-endokrin: Einfluss auf die Endorphin-, Serotonin-, Cortisonproduktion
3. Vasoaktiv: direkt auf die Blutzirkulation und Aktivierung des vasoaktiven intestinalen Polypeptides= VIP
4. Muskulatur: muskuloaktive Substanzen, Bewegungsketten
5. Wirkung auf das Immunsystem.

---

[21]) Literatur: Heine H. (1988) Anatomische Struktur der Akupunkturpunkte; Pischinger: Das System der Grundregulation. Nissel/ Schiner: Akupunktur - eine Regulationstherapie.
[22]) Literatur: Bischko: Einführung; Kellner: Bau und Funktion der Haut; Maresch: Das elektrische Verhalten...;
[23]) Literatur: Darras, Vernejeul, Albarede
[24]) Literatur: Auerswald/ König: Ist Akupunktur Naturwissenschaft?; Bergsmann/ Meng: Akupunktur und Bewegungsapparat; Kaada: Neurophysiologie....; Arbeiten von Pauser, Pomeranz, Riederer und MitautorInnen

Konstitutionstyp in der TCM[25]

Konstitutionstyp = Funktion + Morphologie + Struktur: Die Einteilung von Menschen in bestimmte Konstitutionstypen ist eine *allgemeine komplexe, ganzheitliche* Skizzierung des Patiententyps. Der Konstitutionstyp ist dauerhaft - d.h. *nicht* durch Akupunktur beeinflußbar, aber man kann daraus Hinweise gewinnen:
- *Physiologie:* Reaktionstyp.
- *Pathologie:* Neigung zu bestimmten Erkrankungen, für welche der Patient empfänglich sein kann, die sich bei bestimmten Typen leicht entwickeln.
- *Therapie:* Jeder Konstitutionstyp verlangt eine andere Behandlungsstrategie.

Es gibt *unterschiedliche Interpretationen* der Konstitutionstypen. Es folgen - zur Information - zuerst eine klassische und dann eine moderne Interpretation.

Die klassischen Konstitutionstypen im Neijing

Typ	Yin/ Yang	Charakter	Form
Taiyin-Typ - Lu/ MP	Viel Yin, kein Yang	Gierig, keine Güte, scheinheilig, unberechenbar, extrem egoistisch	Körper lang
Shaoyin-Typ H/N	Viel Yin, wenig Yang	Versteckte Gier, eifersüchtig, verletzt andere gern, keine Güte	steht unruhig
Taiyang-Typ Dü/ B	Viel Yang, wenig Yin	Exponiert sich gern, wenig Fähigkeit, oberflächliche Emotionen, überschätzt sich, gibt keinen Fehler zu	Brust, Bauch, vorne
Shaoyang-Typ - 3 E/ G	Viel Yang, wenig Yin	Sehr genau, starke Selbstsicherheit, exponiert sich gern, der geborene Diplomat, wenig Ausdauer	Kopf hoch, Hand am Rücken
Yin/ Yang-harmonischer Typ	Yin und Yang in Harmonie, Blutzirkulation o.K.	Kann zufrieden mit sich sein, strebt nicht nach Reichtum und Ruhm, folgt dem Lauf der Dinge, bescheiden trotz hoher Position	gelassen, höflich, offen, maßvoll, herzlich

Moderne Interpretation der Konstitutionstypen

Denke an zugeordnete innere pathogene Faktoren = Emotionen!

Organ	Emotionen	Beispiele für Beruf	Braucht
Leber	Zorn (Aggression)	Wirt	Aktivität, Aufgabe!
Herz	Freude	Schauspieler	Feedback, Sympathie
Milz	Grübeln	Koch, Philosoph	Ablenkung, Motivation! Lösbare Denkaufgabe
Lunge	Trauer, Melancholie	Dichter, depressiver Kabarettist	Phantasie
Niere	Angst, Schreck	Beamter, Notar	Stütze

---

[25]) Literatur. Gleditsch: Mundakupunktur; Kubiena: Kleine Klassik; Kubiena: Chinesische Syndrome verstehen und verwenden; Nissel/ Schiner: Akupunktur - eine Regulationstherapie,

Die 8 Prinzipien - Modalitäten, "Konditionen"[26]

Eigentlich 4 Prinzipienpaare:

Übergeordnetes Prinzip	YANG	YIN
Untergeordnete Prinzipien	Außen	Innen
	Hitze	Kälte
	Fülle	Mangel

Die 8 Prinzipien beziehen sich ursprünglich auf das Eindringen pathogener Faktoren bei fieberhaften Erkrankungen von außen nach innen, sind aber geeignet, bei jeder Erkrankung gewisse Kriterien zu beschreiben:

- Lokalisation - nur Haut, Bewegungsapparat (Außen) oder Organbefall (Innen),
- Entwicklung von Hitzegefühl (Hitze) oder Kältegefühl/ Schüttelfrost (Kälte),
- heftige Reaktion, dicker Zungenbelag, Schwellung, kräftiger Puls (Fülle) oder schwache Reaktion, dünner bis fehlender Zungenbelag, dünner Zungenkörper, kraftloser Puls (Mangel).

Ob pathogene Faktoren eindringen können oder nicht, das hängt von der Relation der Stärke der pathogenen Faktoren gegenüber dem Abwehr-Qi (Wei-Qi) ab.

Jedes untergeordnete Prinzip kann mit anderen untergeordneten Prinzipien kombiniert sein und erfordert eine spezifische Therapie in bezug auf Auswahl von Punkten, Funktionskreisen, Reiztechnik (Moxa, Schröpfen) und Reizstärke.

---

[26]) Literatur: Chen Xinnong (Hg.) (1987) Chinese Acupuncture and Moxibustion; Maciocia: Die Grundlagen.., Ross: Zangfu; Kaptchuk; Kubiena: Kleine Klassik; Kubiena: Chinesische Syndrome verstehen und verwenden

Außen/ Innen

Leitvorstellung: Pathogene Faktoren dringen von außen nach innen ein, blockieren vorerst Meridiane und damit Qi-Fluß (Außen), befallen fortschreitend innere Organe (Innen).
Leitkriterien: Lokalisation! Betroffener Meridian oder betroffenes Organ? Parameter Zunge - wesentlich verändert? AZ/ EZ normal oder verändert?
Fragen: Wo? Prognose? Akupunktur oder Pharmatherapie primär?
Therapeutische Konsequenz:
  Außen: Akupunktur primär, bezogen auf Lokalisation,
  Innen: Akupunktur sekundär, bezogen auf betroffene Organe.[27]

Parameter	Außen	Innen
Leitvorstellung	***Yang/ Außen*** = Körperoberfläche - Haut, Bewegungsapparat, obere Luftwege	***Yin/ Innen*** = Körperinneres - innere Organe
Leitsymptome	***Plötzlicher Beginn, Wind-/ Kälte-Aversion, gleichzeitig Fieber***, ZB: dünn, *Puls:* oberflächlich, . *Begleitsymptome:* Kopfschmerzen, allgemein Schmerzen, Lunge: verstopfte Nase, Husten	***Fieber und Wind-/ Kälte-Aversion, aber nicht gleichzeitig*** sondern entweder/ oder, z.B. Fieber ohne Kälteaversion/ Kälteaversion ohne Fieber, organspezifische Reaktionen
Pathogenese	Pathogene Faktoren dringen von außen in den Körper ein, blockieren Meridiane, beeinträchtigen die wärmende nährende Funktion von Qi, entwickeln Symptome, die ihnen selbst gleichen	1. Eindringen pathogener Faktoren von außen bis nach innen, z.B. durch falsche Behandlung äußerer Syndrome. 2. Direktbefall - Lunge, Dickdarm, Magen, Blase 3. Organ-Vorschädigung: Emotionen, Fehlernährung, Überanstrengung, Streß, konstitutionell
Prognose	Gut	Nicht so gut
Zungenbelag	Normal - dünn, weiß	Verändert
Zungenkörper	Hitze: rote Ränder, / Kälte: blaß	Verändert
Puls	Oberflächlich	Verändert[28]
AZ/ EZ	Gut	Beeinträchtigt
Diagnosebeispiele	Muskelschmerzen und beginnender grippaler Infekt	Pneumonie als Folge eines grippalen Infektes
Therapieziel	Pathogene Faktoren entfernen, Qi-Fluß in Schwung bringen	Organe stärken, Organ-Qi in Fluß bringen
Akupunktur	Primär, bezogen auf Lokalisation, pathogene Faktoren, oft QuP des betroffenen Yang-Meridianes oft, kräftig stimulieren, pathogene Faktoren entfernen Somatotopien, Punkte auf betroffenem Meridian; Fernpunkte	Sekundär, organbezogene Punkte. Hohlorgane: vorwiegend AP, ZP, unterer He-P Parenchymatöse Organe: vorwiegend QuP, ZP, auch AP
Pharmatherapie	Sekundär	Primär

---

[27] Tabellen aus Kubiena: Chinesische Syndrome verstehen und verwenden
[28] Bei Yang-Mangel tief, bei Yin-Mangel oberflächlich, weil Yang durch das schwache Yin nicht vom Aufsteigen an die Oberfläche zurückgehalten wird. Weitere Kriterien ergeben sich aus den untergeordneten Prinzipien: z.B. Tachy-/ Bradykardie ergeben sich aus Hitze/ Kälte, Puls kraftvoll/ kraftlos aus Fülle/ Mangel.

Hitze/ Kälte

Leitvorstellung: Pathogene Faktoren dringen ein, entwickeln Symptome, die ihnen ähneln; Kälte und Hitze können vice versa transformiert werden.

Leitkriterien: Subjektives Temperaturempfinden - Frösteln/ Hitzegefühl? Temperaturtoleranz? Geschwindigkeit? Farbe?

Fragen: Art der Erkrankung? Entzündung, febriler Infekt/ kalt?

Therapeutische Konsequenz: Behandlungsmethode: Art der Behandlung? Moxa oder nicht? Hitze: kein Moxa, Hitzepunkte verwenden, Kälte: Moxa obligat!

[29]

Parameter	Hitze	Kälte
Leitvorstellung/ Feuer/ Wasser	Yang entspricht Feuer	Yin entspricht (Kühl-)Wasser
Pathogenese	Hitze-Überschuß durch pathogene Faktoren, langen Stau oder Mangel an kühlendem Yin	Kälte-Überschuß durch pathogene Faktoren, kaltes Essen oder Mangel an wärmendem Yang
Leitfarben	Rot/gelb, grauschwarz - trocken	Weiß, grauschwarz - feucht
Tempo	Schnell	Langsam
Temperatur	Heiß	Kalt
Temperaturtoleranz	Will Kühle, Wärme-Aversion[30]	Will Wärme, Kälte-Aversion
Eindruck	Bewegt	Erstarrt
Atmung, Bewegung, Sprache	Schnell	Langsam
Harn	Konzentriert, dunkelgelb	Hell, nicht konzentriert
Stuhl	Stinkend, meist obstipiert[31]	Schwach riechend, meist Diarrhoe[32]
Geruch	Intensiv, stinkend	Schwach, geruchlos
Zungenbelag	Gelb, trocken	Weiß, feucht
Zungenkörper	Rot	Blaß
Gesicht	Rot	Blaß
Puls	Schnell	Langsam
Diagnosebeispiele	Sonnenbrand, -stich, blühender grippaler Infekt mit hohem Fieber	Beginnender grippaler Infekt mit Frösteln
Akupunktur	Hitzepunkte: 1.oder 2. Meridianpunkt proximal der Akren; Universalprogramm: Di 4, Di 11, LG 13Bi/14ch.);	Akupunktur kombinieren mit Moxa!
Moxa	Nein!	Ja!

---

[29] Tabelle aus Kubiena: Chinesische Syndrome verstehen und verwenden
[30] Ausnahme: Wind-Hitze zeigt auch Kälte-Aversion, weil Wind in den Meridianen die normale Qi-Zirkulation und damit Erwärmung behindert!
[31] auch stinkende Diarrhoe mit Fieber möglich
[32] auch Kälte-Obstipation möglich durch Verlangsamung der Darmperistaltik

Fülle/ Mangel (Leere)

Leitvorstellung: ***Fülle*** bedeutet überflüssige pathologische Energie (pathogener Faktor) oder physiologische Energie am falschen Platz (Qi-Stau). Streng genommen bezieht sich ***Fülle*** nur auf Anwesenheit eines pathogenen Faktors und Reaktion des Abwehr-Qi - Körperabwehr. Füllezeichen (dicker Zungenbelag, kräftiger, voller Puls) sind nur bei guter Abwehrkraft (gutem AZ) deutlich zu erkennen. Reduzierte Abwehrkraft, z.B. durch längerdauernde Erkrankung oder konstitutionelle Schwäche, führt zu ***Mangelzeichen.*** Mangel bezieht sich ausschließlich auf physiologische Energien (Qi, Blut, Yin, Yang, Körperflüssigkeit).

Leitkriterien: Masse, Drucktoleranz.

Fragen: Zu viel/ zu wenig? Zungenbelag? Puls kräftig/ schwach? AZ/ EZ? Symptome heftig/ schwach? Stimme, Atmung laut/ leise? Schwellung oder Atrophie?

Therapeutische Konsequenz:
  Fülle: sedierende Akupunkturtechnik - kräftige Manipulation, ableitend, blutig schröpfen,
  Mangel: tonisierende Akupunkturtechnik - milde Manipulation. [33])

Parameter	Fülle	Mangel
Leitvorstellung viel/ wenig	Yang entspricht viel, Schwellung, Überfluß, Überreaktion	Yin entspricht wenig, Atrophie, Substanzverlust, Unterreaktion
Kraft	Kräftig	Kraftlos
Lautstärke	Laut	Leise
Masse	Viel -- z.B. Zungenbelag	Wenig[34]) -- z.B. Zungenbelag
Drucktoleranz	Vermindert -- Palpation schmerzhaft	Vermehrt -- Massage angenehm
Eindruck	Je nach pathogenem Faktor	Schlaff
Atmung	Vertieft, Röcheln, Rasseln, laut	Flach, Hecheln, leise
AZ/ EZ	Füllezeichen nur bei gutem AZ deutlich ausgeprägt! Prognose gut	Reduziert, Prognose weniger gut
Bewegung	Je nach pathogenem Faktor	Kraftlos, leer
Sprache	Je nach pathogenem Faktor	Leise, flüsternd
Gesicht	Je nach pathogenem Faktor	Eingefallen, mager oder gedunsen
Zungenbelag	Dick	Dünn
Zungenkörper	Dick oder normal, steif	Dünn, spitz oder schlaff, geschwollen
Puls	Kräftig	Kraftlos
Diagnosebeispiel	Akute Lumbalgie bei kräftigem Patienten	Chronische Lumbalgie bei magerem, schwachem, altem Patienten
Akupunktur	Primär, stark, oft, lang -- sedieren; ableiten, herausholen	Sekundär, mild, selten, kurz -- tonisieren, dazugeben
Einstich	Nicht verschließen!	Sofort verschließen, Tupfer drauf, massieren
Bluten lassen	Ja, Mikroaderlaß	Nein
Schröpfen	Ja!	Vorsicht!
Blutig schröpfen	Ja, d.h. erst Akupunktur, dann schröpfen	Nein
Pharmatherapie	Sekundär	Primär

---

[33]) Tabelle aus Kubiena: Chinesische Syndrome verstehen und verwenden
[34]) Achtung - Falle! ***Yin-Mangel*** heißt Mangel an Substanz, Flüssigkeit, „Kühlwasser" - daher führt Yin-Mangel zu diskreten Hitzezeichen. ***Yang-Mangel*** heißt Mangel an Wärme, Aktivität, Funktion - Folge: Kältegefühl, ev. Flüssigkeitsansammlung (z.B. Zungenköper).

Yang/ Yin

Übergeordnetes Prinzip. Wichtig für Therapie sind die untergeordneten Prinzipien! Kombination verschiedener untergeordneter Prinzipien möglich!

Parameter	Yang	Yin
Substrat, Aufgabe	Funktion, Bewegung, Aktivität, Umwandlung, Transport, Wärme, Vorgang der Ernährung, Blutkreislauf	Substanz, Parenchym, Beruhigung, Solidität, Kühlung, Basis der Ernährung, das Blut

Vergleich Fülle-Hitze/ Mangel-Hitze

Parameter	Bei beiden Syndromen	Fülle-Hitze - *Yang-Fülle*	Mangel-Hitze - *Yin-Mangel*
Ursache	Unterschiedlich	Absoluter Yang-Hitze-Überschuß durch äußere Hitze, Qi-/ Blut-/ Feuchtigkeits-Stau	Relativer Yang-Hitze-Überschuß durch Mangel an kühlendem Yin
Bewegung	Schnell	Kraftvoll, plump	Kraftlos, leer
Sprache	Schnell	Laut	Leise
Wärme	Unangenehm		
Kälte	Angenehm	[35])	
Druck		Unangenehm, z.B. Palpation	Angenehm, z.B. Massage
Zungenkörper	Rot	Dick	Dünn
Zungenbelag	Gelb	Dick	Dünn
Puls	Schnell	Kraftvoll	Kraftlos
Therapie	Kein Moxa! Hitzepunkte[36]) kühlende Medikamente	Sedierende Akupunkturtechnik, bluten lassen z.B. Extra 36 (EX UE 11) Shixuan -- die 10 Äußerungen an den Fingerbeeren	Tonisierende Akupunkturtechnik, allgemein roborierende Maßnahmen primär: Niere stärkende Punkte: B 23, N3; Pharmatherapie

Vergleich Fülle- Kälte/ Mangel-Kälte

Parameter	Bei beiden Syndromen	Kälte und Fülle	Mangel-Kälte - Yang-Mangel
Ursache	Unterschiedlich	Absoluter Yin-Kälte-Überschuß (äußere Kälte, kaltes Essen)	Relativer Yin-Kälte-Überschuß durch Mangel an wärmendem Yang (Erschöpfung)
Bewegung	Langsam	Kraftvoll, plump	Kraftlos, leer
Sprache	Langsam	Langsam, laut	Langsam, leise
Wärme	Angenehm		
Kälte	Unangenehm		
Druck		Unangenehm, z.B. Palpation	Angenehm, z.B. Massage
Zungenkörper	Weiß	Dick	Dünn
Zungenbelag	Weiß	Dick	Dünn
Puls	Langsam	Kraftvoll	Kraftlos
Therapie	Moxa!	Sedierende Akupunkturtechnik	Tonisierende Akupunkturtechnik

---

[35]) Ausnahme: Bei Wind-Hitze besteht Kälte-Aversion, weil Wind die Qi-Zirkulation und damit dessen wärmende Wirkung in den Meridianen blockiert.

[36]) 1. oder 2. Meridianpunkt proximal der Akren

Yin-Mangel/ Yang-Mangel[37]

Parameter	*Yin-Mangel*	*Yang-Mangel*
Ursache	Relativer Yang-Hitze-Überschuß durch Mangel an kühlendem Yin	Relativer Yin-Kälte-Überschuß durch Mangel an wärmendem Yang (Erschöpfung)
Typisch	Kraftlose Unruhe, 5 heiße Herzen[38]), will, aber kann nicht	Müde, kraftlos, Kältegefühl, kann nicht und will auch nicht
Schwitzen	Nachtschweiß	Spontane kalte Schweißausbrüche
Bewegung	Kraftlos, leer, schnell	Kraftlos, leer, langsam
Sprache	leise, schnell	Leise, langsam
Wärme	Unangenehm	Angenehm
Kälte	Nicht unangenehm	Unangenehm
Druck	Angenehm, z.B. Massage	Angenehm, z.B. Massage
Zungenkörper	Dünn, rot	Geschwollen, schlaff, blaß
Zungenbelag	Dünn oder fehlend, gelblich	Dünn, weiß, feucht
Puls	Kraftlos, schnell	Kraftlos, langsam
Therapie	Yin stärken und nähren. Tonisierende Akupunktur, KEIN Moxa! Pharmatherapie und Ruhe. Niere stärkende Punkte: B 23, N 3; Pharmatherapie	Tonisierende Akupunkturtechnik und Wärmezufuhr - Moxa obligat z.B. auf auf LG 4, KG 4, KG 6

Yin-/ Yang-Balancestörungen (Graphik)

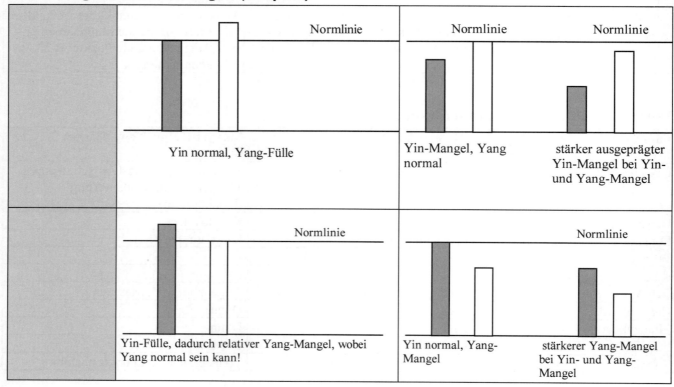

---

[37]) Weiterführende Literatur: Chen Xinnong: Chinese Acupuncture and Moxibustion.S.273ff; Kaptchuk S.197ff; Kubiena: Chinesische Syndrome; Ross S.8f; Maciocia S.194f
[38]) Hitzegefühl in Palmae, Plantae, Thorax

DIE 4 UNTERSUCHUNGSMETHODEN[39]

1. Sehen

- Gesichtsausdruck, Gesamterscheinung - Vitalität
- Farben
- Allgemein- und Ernährungszustand
- Sinnesorgane
- Einzelne Körperregionen, insbesondere die Zunge - Zungendiagnostik

Die Gesichtsfarbe in der TCM

Farbe	Element/ Organ	Hinweise
Rot	Feuer/ Herz	a) Hell: Fieber, Leber - Feuer, b) dunkel: Stauung, c) nur Wange: Yin - Mangel; „falsches Yang", falsches Shen
Grün	Wind/ Leber	Aufsteigender Leberwind - Schwindel, Übelkeit
Schwarz	Wasser/ Niere	Augenringe: Nierenstörung
Gelb	Erde/ Milz und Magen	Ikterus: a) orange: Yang - Störung - Galle! b) dunkel: Yin - Störung - Leber - Parenchymschaden
Weiß	Metall/ Lunge	Energie-Mangel

Siehe auch Zungendiagnostik, Seite 46.

2. Hören, Riechen, Schmecken

Hören

- Stimme, Atmung:
    - laut = Fülle - sedieren,
    - leise = Qi-Mangel - tonisieren,
- Sprache:
    - schnell = Yang-Hitze - Hitze - ableiten,
    - langsam = Yin-Kälte - wärmen, Moxa,
- Husten:
    - heftig, gurgelnd - Fülle - sedieren;
    - kraftloses Hüsteln = Mangel - tonisieren,
- Heiserkeit:
    - plötzlich = äußere pathogene Faktoren - sedieren;
    - chronisch: Yin-Mangel - tonisieren.

Riechen und Schmecken

- Organstörung kann zur Entwicklung von spezifischem Geruch und Mundgeschmack führen:
    - starker Geruch (Schweiß, Harn, Stuhl) ist ein Hitze-Symptom,
    - wenig Geruch ist ein Kälte-Symptom.
- Vorliebe für einen bestimmten Geschmack weist auf Störung im Organ des gleichen Funktionskreises hin. Zugeordneter Geschmack in kleiner Dosis ist notwendig, in großer Dosis schädlich für das Organ.

---

[39] Kubiena/ Meng/ Petricek/ Petricek: Handbuch der Akupunktur S.259f, Chen Xinnong (Hg.) (1987) Chinese Acupuncture and Moxibustion.S.262f; Kaptchuk S.169f, Maciocia S.163f

Elemente, Organe, Mundgeschmack, Geruch[40]

Element	Organ	Mundgeschmack	Geruch
Holz	Leber	Sauer	Ranzig, stinkend
Feuer	Herz	Bitter	Verbrannt
Erde	Milz/ Pankreas	Süß	Süßlich
Metall	Lunge	Scharf, beißend	Faulig, verdorben
Wasser	Niere	Salzig	Modrig, übel

3. Anamnese

- Frösteln, Kältegefühl/ Hitzegefühl: DD Fülle/ Mangel/ Hitze/ Kälte siehe Seite 41
- Schwitzen: durch Fülle-Hitze oder durch Mangel:
    - Qi-Mangel: bei geringer Anstrengung
    - Yang-Mangel: wie Qi-Mangel und spontan, kalter Schweiß,
    - Yin-Mangel: Nachtschweiß oder nur an den 5 Herzen.
- Appetit/ Geschmack (Störungen von Magen/ Milz)
    - Appetitlosigkeit, Hypogeusie: Milz-Mangelsyndrome,
    - zusätzlich Oppressionsgefühl im Thorax: Speisenretention oder Feuchtigkeit,
    - Heißhunger: Magen-Hitze,
    - Hunger ohne Eßwunsch: Yin-Mangel
- Stuhl:
    - stinkend: Hitze,
    - geruchsarm: Kälte,
- Harn:
    - hell, geruchsarm: Kälte,
    - dunkel, stinkend: Hitze,
- Durst
    - vorhanden: innere Hitze,
    - fehlend: Körperflüssigkeit intakt und/ oder Anwesenheit von Kälte, Feuchtigkeit,
    - Durst ohne Trinkbedürfnis: Yin-Mangel oder feuchte Hitze,
- Schlaf: Störungen durch überaktives Yang, Yin-Mangel, Blut-Mangel oder Diätfehler,
- Schmerz siehe Schmerzcharakter Seite 19ff,
- Menstruation - Anomalien durch
    - Mangelsyndrome: Beschwerden gegen oder nach Ende der Blutung, helles Blut (z.B. Blut-Halteschwäche der Milz),
    - Fülle-Syndrome - Qi- oder Blut-Stau: Schmerzen vor der Blutung,
    - Leber-Störungen (Qi-Stau oder Blut-Mangel): wechselhafte Symptome,
    - Chong Mai-Syndrome: schmerzhafte Regel, Fertilitätsstörungen,
    - Qi-Stau: reversible tastbare Schwellungen,
    - Blut-Stau: dunkles Blut, irreversible tastbare Knoten,
    - Blut-Hitzeentzündliche Erscheinungen,
- Sinnesorgane - „Öffner" siehe Tabelle Seite 19ff

---

[40]) Literatur: Veith: Veith Ilza: The Yellow Emperor's Classic of Internal Medicine S.112f, Maciocia S.32f, S.164

4. Palpation

- Schmerzende Region und Rücken von B 11 bis B 30 werden in der traditionellen chinesischen Massage insbesondere in drei Schichten palpiert:
    - Haut: zarte Berührung
    - Subkutis: festerer Druck, Kiblersche Hautfalte
    - Muskulatur, Gelenksstellung: noch festerer Druck. Diagnostik von Gelose, Myogelose, Verquellung, Temperatur, rauh, glatt, druckschmerzhaft oder druckunempfindlich etc.
- Zustimmungspunkte, Alarmpunkte, besondere Akupunkturpunkte
- Triggerpunkte
- Spezialmethode: Pulsdiagnostik, siehe Seite 47ff.

SPEZIELLE UNTERSUCHUNGSTECHNIKEN

Zungendiagnostik[41]

Spezieller Organbezug: Herz "öffnet sich" in der Zunge. Magen/Milz/Pankreas sind verantwortlich für den Belag.

Bedeutung: DD nach den 8 Prinzipien:

• Fülle/ Mangel	• Hitze/ Kälte
• Außen/ Innen - Oberfläche/ Tiefe	• Yang/ Yin

Zungenbelag (ZB) signifikant für Zustand von MP, M, für pathogene Faktoren, Krankheitsverlauf, Prognose,

Zungenkörper (ZK) gibt Hinweise auf innere Organe, Qi, Körperflüssigkeit,

Lokalisation von Veränderungen gibt Hinweise auf betroffene Organe - die inneren Organe projizieren sich in die Zunge.

Unterer Erwärmer
Urogenitalsystem

Mittlerer Erwärmer
Verdauungssystem

Oberer Erwärmer
Respirations-, Kreislaufsystem

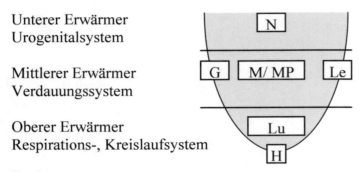

Farben

Zungenkörper	Hinweis auf
Blaß	Blut-/ Qi-/ Yang-Mangel, Kälte
Rot	Hitze, Yin-Mangel
Tiefrot	Hitze im Blut
Purpur	Hitze, Blut-Stau
Blau	Kälte, Blut-Stau

Zungenbelag	Hinweis auf
Weiß	Normal, Kälte
Gelb	Hitze
Grauschwarz, feucht	Extreme Kälte
Grauschwarz, trocken	Extreme Hitze

Form und Besonderheiten

Zungenkörper	Hinweis auf
Zähe, steif	Fülle
Zart	Mangel
Dünn	Blut-/ Substanz (Yin)-, Flüssigkeitsmangel
Sprünge	Yin-, Blut- oder Flüssigkeitsmangel - Farbe beachten!
Flecken	Hitze, Blut-Stau

Zungenbelag	Hinweis auf
Dick	Innen, Fülle - Hitze und/ oder Schleim
Dünn	Außen, normal
Schlüpfrig	Feuchtigkeit
Klebrig	Schleim
Trocken	Flüssigkeitsmangel
Wie Quark	Speisenretention, Hitze in M/ MP, exzessives Yang
Geschält	Magen-Yin-Mangel
Blank	Erschöpfung des Magen-Qi

---

[41]) Literatur: Chen Xinnong (Hg.) (1987) Chinese Acupuncture and Moxibustion; Kubiena/ Meng/ Petricek/ Petricek: Handbuch der Akupunktur; Kubiena: Chinesische Syndrome; Li Dichen/ Meng: Farbatlas der traditionellen chinesischen Diagnostik; Wang Xuetai

Pulsdiagnostik

Physiologische Einflüsse! A.carotis, radialis, dorsalis pedis, femoralis etc.

Moderne Medizin: Hinweise auf Kreislauf, Herzfrequenz und Herzrhythmus, Elastizität der Gefäße.

TCM: A. radialis: Diagnostik von Syndromen: Außen/ Innen (Oberfläche/Tiefe), Fülle/ Mangel, Organzugehörigkeit, Stadium etc.

Hinweise auf Qi und Zustand aller Organe.

Palpation des Radialispulses in drei Stärken zur Feststellung von Tiefe, Frequenz, Form der Pulswelle, Strömungen etc.

Die drei Tastpositionen:

Tastposition entspricht	Hinweis an beiden Händen auf	Pulstaststelle rechts	Pulstaststelle links
Lu 9 (distal)	Respiration, oberer Erwärmer	Lunge	Herz
Lu 8 (Mitte)	Verdauung, mittlerer Erwärmer	Milz	Leber
Lu 7 (proximal)	Urogenitale, unterer Erwärmer	Niere	Niere

Einige Pulsqualitäten

Frequenz, Rhythmus, Elastizität der Gefäßwand sind rasch und mit wenig Mühe reproduzierbar. Die Topographie und die speziellen pathologischen Pulsqualitäten sind auch in China „stark individuell, subjektiv, variabel".

1. Oberflächlich: Außen.
2. Tief: Innen
3. Langsam: Kälte (Zirkulation mangelnd) weniger als 4 Schläge / Atemzug,
4. Schnell: Hitze: mehr als 5 Schläge / Atemzug = mehr als 90/min, cave: Yin-Mangel-Hitze!
5. Mangel-Typ: alle 3 Tiefen schwach zu tasten: Qi-/ Blutmangel,
6. Fülle-Typ: alle 3 Tiefen stark zu tasten, z:B Infekt, Erreger und Abwehr stark.
7. Schlüpfriger, rollender Puls: „Kugeln rollen auf Teller": Schleim, Nahrungsretention.
8. Rauher Puls: „Messer kratzt Puls": Blut-/Qi-Stau; Flecken auf Zunge: Blutstau.
9. Großer Puls: wie Hochwasser, Brandung -- brandend: extreme Hitze, z.B. Hitzschlag.
10. Fadendünner Puls: Yin- oder Blut-Mangel.
11. Gespannter/saitengleicher Puls: Kälte, Schmerz oder Leber-Gallenblasen-Syndrom - Emotionen!
12. Aussetzender Puls, unregelmäßige Pause: Zang-Organ-Schwäche, besonders Herz-Qi-Schwäche.

Die 16 Fragen nach Wang Xuetai
[42]

Frage nach	Yin = Kälte	Yang = Hitze	Yin = Mangel	Yang = Fülle
1. Psyche	Depressiv	Manisch	Antriebslos, uneffektiv	Tatkräftig
2. AZ/ EZ			Geschwächt	Kräftig
3. Gesichtsfarbe	Blaß	Rot	Blutarm	Hochdruck
4. Temperatur	Extremitäten kalt	Erhöht		
5. Sensibilität	Parästhesie	Brennender Schmerz	Besser auf Druck	Schlechter auf Druck
6. Motorik, Tonus	Langsam	Schnell	Kraftlos, schlaff	Kräftig, plump, verspannt
7. Atmung	Langsam	Schnell	Flach, hechelnd	Vertieft, rasselnd
8. Nahrung	Will warm, Dyspepsie	Will kalt, rasche Darmpassage	Appetitlos	Großer Appetit
9. Stuhlgang	Dünn, schlecht verdaut[43]	Obstipation, Stuhl hart[44], perianales Brennen bei Defäkation		
10. Mictio	Polakisurie - viel, hell	Wenig, konzentriert		
11. Schwitzen			Yin-Mangel: Nachtschweiß, Yang-Mangel: spontan, tagsüber	Viel bei Fieber = Yang-Fülle-Hitze
12. Menstruation	Hell	Dunkel	Nachher Schmerzen	Vorher Schmerzen
13. Wunde	Reizlos, farbloses Sekret	Rot, hitzend, gelbes Sekret	Nicht geschwollen, wenig Schmerzen	Geschwollen, starke Schmerzen
14. Abdomen/ Palpation	Kühl	Warm	Weich, eingesunken/ Druck angenehm	Hart, vorgewölbt, gespannt/ Druck unangenehm
15. Zunge	*ZB:* weiß *ZK:* weiß, Hypogeusie	*ZB:* gelb, *ZK:* rot, Eugeusie	*ZK:* dünn[45] *ZB:* dünn	*ZK:* dick oder normal, *ZB:* dick
16. Puls	Langsam	Schnell	Schwach	Kräftig

Prof. Wang Xuetai ist Physiologe, Pionier der modern orientierten Akupunktur Chinas, Medizinhistoriker und war Präsident der WFAS, Peking.

---

[42] Modifiziert nach Kubiena/ Meng/ Petricek/ Petricek S.255
[43] Yang - oder Qi - Mangel, Feuchtigkeit
[44] Kann auch Zeichen für Flüssigkeits- oder Qi - Mangel sein
[45] Achtung, Falle! ZK bei Yin-Mangel: dünn, rot, bei Qi-/ Yang-Mangel: blaß, ev. geschwollen, durch Mangel an bewegendem, wärmendem Yang-Qi, dadurch gestörte Flüssigkeitstransformation.

DURCHFÜHRUNG EINER AKUPUNKTURTHERAPIE NACH DEM BISHER ERLÄUTERTEN

Die Dreier-Regel der Wiener Schule[46]

Meridian? Organ? Modalitäten?

Befunderhebung nach der Dreier-Regel der Wiener-Schule:

1. Anamnese: z.B. die 16 Fragen des Wang Xuetai, Beobachtung der äußeren Erscheinung,
2. Palpation:
    erkrankte Region,
    Zustimmungs-, Alarm-, He- (Ho)-, Ohr-Punkte,
3. Zungendiagnostik: besonders bei psychosomatischen Erkrankungen,
4. Pulsdiagnostik: nur allgemein; wichtig für Syndrome.

Behandlungsbezogene Fragen:

1. *WO behandeln? - Welcher Meridian ist betroffen*? Siehe Seite 33. Ohne wesentliche zusätzliche Organstörungen, bei weitgehend unverändertem Zungenbefund ist die Krankheit „Außen", siehe 8 Prinzipien, Seite 38. *Konsequenz:* lokalisationsbezogene Punkte, siehe Behandlungsregeln Seite 34.
   Zu berücksichtigen:
   - Verlauf der 12 regulären Meridiane, Seite 77, der korrespondierenden Meridiane (6 Meridianpaare), Seite 32 (und 79),
   - Meridianverbindungen siehe Meridian-Partnerschaften, Seite 32, klassische Punkte, Seite 22, Quellpunkte und Durchgangspunkte Seite 23.

2. *WO behandeln? Welches Organ* ist betroffen? *Konsequenz:* organbezogene Punkte.
   - Segmentale Punkte, siehe Seite 22 und klassische organbezogene Punkte, Seite 23ff
   - 3 Etagen des Dreifachen Erwärmers (3 E): Oberer Erwärmer: Respiration; mittlerer Erwärmer: Verdauung; unterer Erwärmer: Urogenitale
   - 5-Elemente-Lehre, siehe Seite 19ff
   - Mikrosysteme: holographisches Prinzip - z.B. Zungen/ Puls-Diagnostik: Zungenbefund verändert.

3. *WIE behandeln? Modalitäten - Begleitumstände?* Schmerzcharakter, -stärke, AZ/ EZ, Auslöser - pathogene Faktoren - siehe Seite 19. *Konsequenz:* Reizstärke und Reiztechnik, siehe Seite 50, diagnostische Hinweise, siehe unter
   - 5 Elemente-Lehre - Funktionskreise, siehe Seite 19, insbesondere pathogene Faktoren, Schmerzcharakter, Schicht, Öffner
   - 8 Prinzipien, siehe Seite 37ff: Fülle: sedieren; Mangel: tonisieren. Kälte: Moxa; Hitze: kein Moxa.

Noch fehlen ausführliche Organphysiologie, Wundermeridiane, Syndrome der 12 regulären Meridiane, der 6 Meridianpaare, der 8 Wundermeridiane, der pathogenen Faktoren, nach der Qi- und Blut-Theorie, Organsyndrome! etc.!

---

[46]) nach Alexander Meng

Reiztechnik und Kombinationstechniken

Die Nadelwirkung wird gesteuert durch Stich-/ Manipulationsrichtung und -technik.

Reiztechnik

Nadelmaterial

Sterile Einmalnadeln haben die Vorteile der Bequemlichkeit und der absoluten Sicherheit vor Infektion. Von der Blutspendezentrale des Roten Kreuzes werden Spender nach einem Zahnarztbesuch, einer Operation und auch nach einer Akupunktur nicht angenommen - außer sie haben eine Bestätigung des Arztes über die ausschließliche Verwendung von Einmalnadeln. Plastikgriffe sind nicht ideal. Silikonisierte Einwegnadeln haben noch den Nachteil, daß sie wegen der Isolierung nicht für die elektrische Stimulation geeignet sind.

Verwendet man spezielle Mehrwegnadeln, dann müssen sie so gründlich sterilisiert werden wie ein wiederverwendbares chirurgisches, zahnärztliches, HNO-ärztliches, gynäkologisches Instrument. Auf die Verwendung von Edelmetallnadeln können wir in der Körperakupunktur gänzlich verzichten.

Stichtechnik

Der Einstich soll möglichst schmerzfrei erfolgen.
Einstichrichtung: in der Regel Richtung zum Krankheitsort. Tonisieren/ sedieren siehe untenstehende Tabelle.
Der Einstichwinkel richtet sich ebenso wie die Einstichtiefe nach den darunterliegenden anatomischen Strukturen[47]).

Manipulationstechnik

Zuerst immer ein Deqi-Gefühl auslösen, dann erst das Deqi in Richtung Tonisieren oder Sedieren manipulieren.

Auslösung eines Deqi-Gefühles

Entspricht weder tonisieren noch sedieren! Es wird erreicht durch
- Heben und Senken
- Drehen
- Kombination von Heben, Senken, Drehen
- Vibrieren, Riffeln, Schnellen oder Wippen

---

[47]) Literatur: Kitzinger: Der Akupunktur-Punkt

Tonisieren und Sedieren

Tonisieren bzw. Sedieren erfolgt erst **nach Erreichen** eines Deqi-Gefühls.

Technik	Tonisieren = stärken; dazugeben	Sedieren = schwächen; ableiten; reduzieren
Reiz	Schwach, schwaches Deqi	Stark; starkes Deqi
Betonung auf	Hinein, Nadel betont senken	Heraus, Nadel betont heben
Drehrichtung	Im Uhrzeigersinn	Gegen den Uhrzeigersinn
Frequenz der Nadelmanipulation	Ungerade Anzahl: 3, 5, 7, 9...	Gerade Anzahl: 2, 4, 6, 8...
Atmung	Einstich während Exspiration, Entfernen während Inspiration	Einstich während Inspiration, Entfernen während Exspiration
Richtung	Mit Energiefluß im Meridian	Gegen Energiefluß im Meridian
Verweildauer der Nadeln im Körper	Kurz (ca. 15 Minuten)	Lang (mehr als 20 Minuten)
Bei Abnahme der Nadeln	Sofort Verschließen der Einstichstelle mit Tupfer, massieren	Einstichstelle nicht verschließen, ev. Blut austreten lassen
Andere Techniken	Pharmatherapie	Bluten lassen, blutig schröpfen

Kombinationstechniken

- Moxibustion (Moxa): Wärmeanwendung bei Kälte-Symptomen, bei Hitzesymptomen verboten - cave: Yin-Mangel! Abbrennen von Moxakraut = fermentierte Artemisia vulgaris - Beifußkraut, in Form von Zigarren, welche glosend entweder dem schmerzenden Areal immer wieder angenähert und entfernt, oder in ca. 2 cm langen Stücken auf bereits gesetzte Nadeln aufgesetzt werden, oder als „Kegel", die man aus „Moxa-Wolle" (wie Pfeifentabak) formt und mit einer isolierenden Zwischenschicht (Ingwerscheibe) auflegt oder Moxabox (20 x 20cm messender Holzrahmen mit Deckel und engmaschigem Drahteinsatz, ca. 4-5cm vom Unterrand. Darauf werden brennende Moxazigarrenstücke gelegt).
- Mikroaderlaß (bluten lassen): kurzer Einstich mit Lanzette oder dickerer Nadel, etwas Blut austreten lassen. bei Füllesyndromen zum Ausleiten pathogener Faktoren, bei Mangel-Syndromen kontraindiziert.
- Schröpfen, unblutig: Kombination aus Wärme, Ableitung und Reiztherapie.
- Schröpfen, blutig: zuerst Akupunktur oder kurzer Einstich, dann schröpfen zur Ausleitung pathogener Faktoren, gegen Qi-/ Blut-Stau.
- Aku-Injektion, Pharmaakupunktur : Akupunktur + Pharmaka.
- Elektrische Stimulation: Nadel + E- Stimulation: Niedrige Frequenzen bei Lähmungen, hohe Frequenzen bei Schmerzen.
- TENS: Elektrostimulation mittels Klebeelektroden zur Selbstbehandlung durch Patienten.
- Laser: Milde Akupunktur mit gebündeltem Licht, besonders geeignet für Kinder, Dermatologie.
- Mechanisch: Massage - Tuina= Schieben- Greifen (Akupunktur ohne Nadel), v.a. gegen Beschwerden im Bewegungsapparat, Kombination mit Akupunktur , Entspannungsübungen, Psychotherapie und Physiotherapie ideal.

TCM-PATHOGENESE

Krankheitsursachen:
- 1. Pathogene Faktoren - 5 äußere - bioklimatische und 7 innere - psychosomatische, die jeweils das ihnen zugeordnete Organ in erster Linie, in zweiter Linie aber alle Organe schädigen können (Viszero-Viszeralreflex). Die pathogenen Faktoren sind von drei Aspekten her zu betrachten:
    - Krankheitsverursacher, als
    - Krankheitsbeeinflusser und zur
    - Charakterisierung einer Krankheit.

Organ	Leber	Herz	Milz/Pankreas	Lunge	Niere
Äußere Faktoren	Wind	Hitze	Feuchtigkeit	Trockenheit	Kälte
Innere Faktoren	1. Zorn	2. Freude/ Lust	3. Sorge/ Grübeln	4. Kummer/ 5. Trauer/ Melancholie	6. Angst, 7. Schreck

2. Ungesunde Lebensweise, unvernünftiges Sexualverhalten
3. Verletzungen, Insektenstiche, Schlangenbisse
4. Strömungshindernisse für Blut und Qi/ Energie

TCM-PATHOLOGIE

1. Reaktion auf pathogene Faktoren im Sinn von zu wenig (Hyporeaktion, Yin) oder zu viel (Hyperreaktion, Yang) an körpereigener Abwehr.
2. Disharmonie/ Balancestörung zwischen
    - Yin und Yang, z.B.
    - Geist und Körper
        - Substanz, (Yin) und Funktion (Yang)
        - inneren Organen (Yin) und Körperoberfläche - Haut und Bewegungsapparat (Yang)
    - inneren Organen untereinander
    - Körper und Umwelt - pathogene Faktoren!
3. Störung des unbehinderten Qi- und Blut- Flusses durch
    - Strömungshindernisse wie Verletzungen, Blutungen, Schwellungen, Gefäßverschluß
    - Mangel an Blut und Qi
    - pathogene Faktoren, die nach TCM- Vorstellung zu Viskositätsänderungen führen:
        - Hitze: Eindickung,
        - Kälte: Trägheit,
        - Feuchtigkeit und Trockenheit: Änderung des Volumens,
        - Wind und "Schleim": verstopfen die Blut- und Qi/Energie - Wege.
4. Umkehr der physiologischen Qi-Richtung: z.B. Lunge: Husten; Magen: Aufstoßen, Erbrechen.
5. Organspezifische Reaktion auf Störungen: siehe Organlehre der TCM, Seite 19ff und 54ff.

ORGANLEHRE DER TCM[48]

ÜBERSICHT:
Topographie, makroskopische Anatomie: in TCM und moderner Medizin identisch.

Physiologie der TCM von moderner Medizin unterschiedlich. Hinweis: Meridianpunkt-Indikationen spiegeln Organphysiologie wider!

5 Elementelehre: Die Organe stehen zu einander in den gleichen Wechselbeziehungen wie die 5 Elemente, siehe Seite 16ff.

Physiologie der Partner!

5 parenchymatöse Organe und KS	5 Hohlorgane und 3 E
Zang- Yin-Organe	Fu - Yang-Organe
Bewahrer, Umwandler	Sammler, Transportweg, Zwischenlager

Neben der klaglosen Funktion der einzelnen Organe im allgemeinen spielt die Funktionsrichtung des Organ-Qi eine Rolle!

Es folgt eine ausführlichere Besprechung der Organphysiologie in Zusammenhang mit den Entsprechungen der Funktionskreise, siehe auch Seite.19ff.

---

[48]) Weiterführende Literatur: Kubiena: Chinesische Syndrome; Kubiena/ Meng/ Petricek/ Petricek: Handbuch S.229ff, Maciocia: die Grundlagen..., Ross: Zangfu, Kaptchuk

PHYSIOLOGIE DER PARENCHYMATÖSEN ORGANE IN DER TCM

Leber

Zugehöriges Hohlorgan: Gallenblase
Dominiertes System: Gliedmaßen in Hinblick auf Muskeln- Bewegung, Sehnen, Gelenke.
  Verdauung: Einfluß auf Magen und Milz
Komplexe Funktionen: Bewegung; Emotionen, Harmonie, Verdauung, Planen
Schicht: Muskel, Sehnen, Nägel
Öffner: Auge
Qi: verantwortlich für den reibungslosen Fluß von Qi und Blut, Galle:
  Leber-Qi-Stau: cholerisch
  Mangel: depressiv
Qi-Richtung: sanft aufwärts, Einfluß auf Qi- Richtung von Magen und Milz. Pathologie:
  zu stark aufwärts - Reizbarkeit, Schwindel
  horizontal: Magen-, Milz-, Darm-Störung
  abwärts: Blasen-Störung
Blut: Reservoir, Zirkulation durch reibungslosen Qi-Fluß
Wasserhaushalt: Regulation der Menge und Viskosität des zirkulierenden Blutes
Psychischer Aspekt: Wanderseele hun, Leber ist Sitz des Planens und der Entschlußkraft
Emotion: Zorn
Äußerer Faktor: Wind
Jahreszeit: Frühling
Himmelsrichtung: Osten
Wandlungsphase: Entstehen
Farbe: blaugrün
Körperoberfläche: Le- Meridian
Aroma: sauer
Element: Holz, entspricht Baum, Pflanzen, weil der Bäume und Pflanzen leben und das Holz
  tot ist.
Schmerzcharakter: wechselnd, plötzlich, verdrehend.
Organspezifische Reaktion: Symptomenwechsel, Augensymptome, Störungen von Menstruation, Fertilität, Bewegung, Verdauung.
  Emotionen:
  Leber-Qi-Stau: Depression, Paranoia, Weinen; Druck in Thorax und Hypochondrium,
    Dysmenorrhoe, Knotenbildung
  Leber-Qi-Mangel: Planlosigkeit
  Aufsteigendes Leber-Yang: Schlaflosigkeit, Reizbarkeit, Alpträume, Schwindel
Anmerkung: Neijing: Im Staat-Körper ist die Leber der General, Stratege

Herz

Zugehöriges Hohlorgan: Dünndarm
Dominiertes System: regiert Blut und Blutgefäße, Großhirn
Komplexe Funktionen: Kreislauf, "Transport", Hirnfunktion, Intellekt, Geist-Shen, Bewußtseinszustand, Gedächtnis, Schlaf, Sprache, kontrolliert Schwitzen (Beziehung Blut - Körperflüssigkeiten)
Schicht: Subkutis- Gefäß- Nerven- Bündel
Öffner: Zunge, Störungen führen daher zu Dysarthrie (Sprachstörung) bis Aphasie oder Logorrhoe
Qi: Herz-Qi bewegt Qi und Blut - Kreislauf. Umwandlung von Nahrungs-Qi in Blut im Herzen. Spiegel des Herz-Qi: Gesicht, Puls
Qi-Richtung: abwärts. Pathologie: aufwärts: Schlafstörungen, Unruhe
Blut: Zirkulation - Veränderungen zeigen sich an Zunge und Puls. Nahrungs-Qi wird im Herzen in Blut umgewandelt.
Wasserhaushalt: Transport
Psychischer Aspekt: Sitz des Geistes shen - Hausverstand, Umgang mit Problemen des täglichen Lebens
Emotionen: Freude, Lust
Äußerer Faktor: Hitze
Jahreszeit: Frühsommer
Himmelsrichtung: Süden
Wandlungsphase: Wachsen
Farbe: rot
Körperoberfläche: H- Meridian
Aroma: bitter
Element: Feuer
Schmerzcharakter: brennend
Organspezifische Reaktion: Kreislauf-, Rhythmusstörungen, Bewußtseins-/ Geistes-, Schlaf-, Sprachstörungen, Störungen der Lebenslust

Anmerkung: Neijing: Das Herz ist der König im Staat Körper, reguliert alle Eingeweide

Milz/ Pankreas

In original chinesischen Texten nur Pi = Milz, die Zugabe Pankreas ist aus der Franko-Germano-Austro-Tradition - so auch der Wiener Schule - entstanden, weil die Physiologie der Milz in der TCM eben der des Pankreas eher entspricht.

Zugehöriges Hohlorgan: Magen
Dominiertes System: Verdauungstrakt- physikalischer Aspekt; Gliedmaßen (Konsistenz), Muskel/ Bindegewebe
Komplexe Funktionen: Essen; Geschmack, Aufnahme, Transport und Transformation von Nahrung und Wasser; Transformation von Feuchtigkeit; Kontrolle des Blutes; hält Organe und Blut an ihren Platz. Denken - Verdauen!
Schicht: Bindegewebe, Muskulatur- Körperform
Öffner: Mund, Lippen, Wangen
Qi: Milz stellt materielle Basis für das postpartale Qi und Blut her. Braucht dazu Wärme von Nieren-Yang
Qi-Richtung: Milz nach oben, Magen nach unten (Peristaltik). Pathologie:
Milz-Qi nach unten: Schwindel, verschwommenes Sehen, Prolaps, Diarrhoe
rebellierendes Magen-Qi: Aufstoßen, Erbrechen
Blut: Durch Nahrungsverwertung spielen Milz und Magen eine wesentliche Rolle bei der Blut-Produktion. Milz hält Blut in den Gefäßen. Schwaches Milz-Qi: Blutungen: Uterus, Stuhl, Purpura.
Wasserhaushalt: Transformation von Wasser und Feuchtigkeit, braucht dazu wärmendes Nieren-Yang. Sorgt für optimale Flüssigkeitsmenge in Blutgefäßen und Gewebe.
Psychischer Aspekt: Sitz des Denkens
Emotionen: Sorge, Grübeln
Äußerer Faktor: Feuchtigkeit
Jahreszeit: Spätsommer
Himmelsrichtung: ursprünglich Mitte, später wurde Südwest daraus
Wandlungsphase: Umwandlung nach allen Richtungen möglich
Farbe: gelb
Körperoberfläche: MP- Meridian
Aroma: süss - Diabetes mellitus!
Element: Erde
Schmerzcharakter: feucht, schwer
Organspezifische Reaktion: Ernährungsstörungen - mangelnde Blut- und Muskelbildung, Muskelschwäche, Lethargie, Verlangsamung des Denkens, Appetitstörungen, Ödeme, breiig-flüssige Stühle, Diarrhoe, Ptoseneigung, Blutungsneigung, Geschmacksstörungen
Anmerkung: Neijing: . Im Staat-Körper ist sie der Lagerhausmeister

Lunge

Zugehöriges Hohlorgan: Dickdarm
Dominiertes System: Qi, Atmung, gesamter Respirationstrakt
Komplexe Funktionen: Verteilung von Flüssigkeit und Abwehr-Qi, Öffnen und Schließen der Poren (reguliert Schwitzen ind Zusammenarbeit mit Herz), Absenkung, Atmung, Trauer, Trennung von Verwertbarem und Nicht-Verwertbarem, Regulation der Wasserwege, regiert die Gefäße und Meridiane (Herz regiert nur Blutgefäße!)
Schicht: Haut, Körperhaar
Öffner: Nase
Qi: beherrscht Qi:
- Mischung von Qi aus der Luft und Qi in den Gefäßen, u.a. auch aus der Nahrung
- Qi des ganzen Körpers: Verteilung, Mischung, richtige Befeuchtung von Haut und Haar
- Regulation der Körperabwehr: "Die Poren sind die Pforten des Qi"

Qi-Richtung: abwärts. Pathologie: aufwärts - Husten
Blut: Lunge regiert Blutgefäße, Meridiane und Qi - daher Einfluß auf Kreislauf!
Wasserhaushalt: Verteilt Flüssigkeit, befeuchtet Haut und Körperhaar. Schickt Flüssigkeit abwärts zur Niere und erhält gereinigte Anteile zurück. Nur die richtige Richtung des Lungen- Qi garantiert in Zusammenarbeit mit Nieren-Qi, daß Flüssigkeit nicht aufsondern absteigt - Urinausscheidung! Pathologie: Lungenödem
Psychischer Aspekt: Sitz der Körperseele po, die mit dem Körper stirbt
Emotion: Trauer und Melancholie
Äußerer Faktor: Trockenheit
Jahreszeit: Herbst
Himmelsrichtung: Westen
Wandlungsphase: Aufnehmen, Einsammeln, Verfall
Farbe: weiß (in China Farbe der Trauer!)
Körperoberfläche: Lungen-Meridian
Aroma: herb, scharf
Element: Metall
Schmerzcharakter: trocken, juckend
Organspezifische Reaktion: Husten - Umkehr der Qi-Funktionsrichtung, Heiserkeit, Schnupfen, Seufzen und Weinen, Flüssigkeitshaushalt - Gesichtsödeme, Abwehrschwäche.
Anmerkung: Neijing: Im Staat Körper ist sie der Staatskanzler

Niere

Zugehöriges Hohlorgan: Blase
Dominiertes System: Urogenitale; Endokrinum, Knochen, Mark, Hirnsubstanz
Komplexe Funktionen: Yang-Aspekt: Aktivität allgemein und sexuell: Bewahrung der ererbten Konstitution, Sexualität, Fertilität, Lebensablauf, liefert Wärme für alle Lebensvorgänge und Organe, kontrolliert untere Öffnungen und Ausscheidung
  Yin-Aspekt: kühlender, beruhigender Gegenpol im Körper, füllt die Knochen (Knochen- und Rückenmark, Gehirn)
Schicht: Knochen
Öffner: Ohr
Qi:

- Nieren-Qi ist verantwortlich für die Aufbewahrung von Jing-Essenz, dem materiellen Äquivalent der ererbten Energie als Basis für Lebenskraft, -ablauf, -dauer, Fruchtbarkeit (Nebenniere - Endokrinum)
- Die Substanz Jing wird im Lauf des Lebens in Nieren-Qi umgewandelt durch die "verdampfende" Wirkung des Nieren-Yang. Nieren-Yin und Jing sind die materielle Basis des Nieren-Yang, der Basis von allem Yang des Körpers
- Nieren-Qi hat - wie jede Form von Qi - einen Yin- und einen Yang-Aspekt
- Nieren-Yin ist die Basis von allem Yin des Körpers

Qi-Richtung: Zieht das Qi nach unten (Lunge schickt Qi nach unten). Pathologie: Husten, Dyspnoe
Blut: Niere bildet Knochenmark! Materielle Basis des Nieren-Qi und Blut fördern einander wechselweise
Wasserhaushalt: Nieren-Yang liefert Wärme für die Flüssigkeitstransformation, wärmt die Milz. Die Niere schickt reine Flüssigkeit nach oben zurück zur Lunge, unreine nach unten zur Blase, unterstützt Blasen-Qi (Funktion) Trennung in reine und unreine Flüssigkeit, unterstützt den unteren Erwärmer bei Umwandlung und Ausscheidung
Psychischer Aspekt: Sitz der Willenskraft
Emotionen: Angst, Schreck
Äußerer Faktor: Kälte
Jahreszeit: Winter
Himmelsrichtung: Norden
Wandlungsphase: Stagnation, Bewahren
Farbe: schwarz
Körperoberfläche: N-Meridian
Aroma: salzig
Element: Wasser
Schmerzcharakter: tief, bohrend, mit Kältegefühl
Organspezifische Reaktion: Kreuzschmerzen, Sexualstörungen. Stuhl- und Harnanomalien (Flüssigkeitshaushalt, Kontrolle der unteren Öffnungen), Respirationsstörung - inspiratorische Dyspnoe
  Nieren-Yang-Mangel: allgemeiner Energiemangel
  Nieren-Yin-Mangel: fehlende Kontrolle von aufsteigendem Yang - Kopfschmerz, Schwindel
  Nieren-Jing-Mangel: Kind: Entwicklungsstörungen
    Erwachsene: Sexualstörungen, brüchige Knochen, schlechte Zähne und zerebraler Substanzverlust
Anmerkung: Neijing: Die Niere ist die Energiezentrale

KARDINALPUNKTE UND WUNDERMERIDIANE

Funktionen der Wundermeridiane

- Energie- und Blutspeicher, die Stauseen gleichen; Kardinalpunkte sind die Schleusen,
- Regulation von Qi-Energie und Blutfluß in den 12 regulären Meridianen,
- Verbindung der 12 regulären Meridiane. Wundermeridiane tragen - mit Ausnahme von KG und LG - keine eigenen Punkte, benützen Punkte anderer Meridiane, 4 der 8 Kardinalpunkte sind Durchgangspunkte (Lu 7 zu Di 4, KS 6 zu 3 E 4, MP 4 zu M 42, 3 E 5 zu KS 7),
- Verbindung zu den "außerordentlichen" Organen Uterus, Hirn und Mark (= Knochen- und Rückenmark),
- Theorie: Wundermeridiane sind näher an der Energiebasis des Körpers als die regulären Meridiane[49]).

Von den 8 Wundermeridianen gehören 4 in die Kategorie Yang und 4 in die Kategorie Yin, wobei je 2 Yin bzw. 2 Yang ein Paar bilden.

Yin-Wundermeridiane (Kardinalpunkte)	Yang-Wundermeridiane (Kardinalpunkte)
KG (Lu 7) und Yinqiao Mai (N 6)	LG (Dü 3) und Yangqiao Mai (B 62)
Chong Mai (MP 4) und Yinwei Mai (KS 6)	Dai Mai (G 41) und Yangwei Mai (3 E 5)

Verlauf

- Von unten nach oben, parallel,
- ein Partner vom Bein bis auf den Kopf,
- der andere Partner nur auf Rumpf und Kopf.
- Ausnahme: Dai Mai (horizontal in der Mitte des Rumpfes).

Einsatz

- Einzeln oder optimal in Paaren - als Paare gelten jeweils 2 Yang- oder 2 Yin-Wundermeridiane (siehe gleiche Seite oben).
- Bei paarweisem Einsatz nach Bischko führenden Kardinalpunkt zuerst stechen, dann allfällige andere Punkte, weniger wichtigen zum Schluß. Andere Theorie: Beide Kardinalpunktepaare zuerst, dann erst allfällige andere Punkte stechen. China: keine Rücksicht auf Reihenfolge.

Verwendung

- Gegen Symptome im Wundermeridianverlauf - v.a. Yang-Wundermeridiane.
- Gegen Erkrankungen von inneren Organen, psychosomatische Störungen - v.a. Yin-Wundermeridiane.
- Kombination aus 1. und 2. bei Multimorbidität.
- Ein Wundermeridian deckt die Funktion mehrerer Meridiane ab -- er benützt ja Punkte mehrerer Meridiane, dazu kommen noch die Indikationen des benützten Kardinalpunktes.

---

[49]) Zeitler: Akupunkturtherapie mit Kardinalpunkten, Kubiena/ Meng: Die Kardinalpunkte..

Zusammensetzung der Indikation
1. Indikation des Kardinalpunktes,
2. Indikation der benützten Meridiane bzw deren Funktionskreise
3. Indikation der Partner (z.B. Dü 3 impliziert Funktionskreis des Herzens - Hirn!)

Wundermeridiane und Kardinalpunkte[50]

Wundermeridian/ Funktion	Verlauf	Kardinalpunkt	Weitere Funktionen
Ren Mai = Konzeptionsgefäß =KG, Meer der Yin - Meridiane/ regiert Qi und Blut aller Yin - Meridiane. „Frauen"	Ventromedian, von Perineum bis Kinn. 24 eigene Punkte	Lu 7, Lieque =Engpaß	1.) DP zu Di 4 2.) *MP* Stau
Yinqiao Mai = Beschleuniger des Yin/ Hilfsmeridian des KG; Innenrotation des Beines	Schmaler Streifen vorne; Bein, Rumpf: (N2), N 6, N 8, B 1 Treffpunkt mit Yinqiao	N 6, Zhao Hai erleuchtetes Meer	1.) StwP 2.) *MP* Schlaf (mit B 62) 3.) *MP* Schmerz 4.) *MP* Periodizität 5.) *MP* Psychasthenie
Yinwei Mai = Bewahrer des Yin/ regiert das Körperinnere: Herz, Magen, Milz	Breiter Streifen ventrolateral. N 9, MP 12, MP 13, MP 15, MP 16, Le 14, KG 22, KG 23	KS 6, Neiguan Innengrenze	1.) DP zu 3E 4 2.) *MP* Erbrechen
Chong Mai = Verteiler der Energie, Meer der 12 Merid., des Blutes, der Organe/ Blut- und Qi-Reservoir für alle 12 regulären Meridiane. Verdauung, Herz, Blut, Venen	Äußerer Ast: KG 1, N 11-21; innerer Ast entlang der Wirbelsäule!	MP 4, Gongsun = Enkel des Fürsten	1.) DP zu M 42 2.) *MP* Durchfälle
Du Mai = Lenkergefäß= LG. Meer der Yang-Meridiane/ ZNS! Bewegungsapparat, Wirbelsäule, Apoplexie	Dorsomed Wirbelsäule, über Kopf bis Philtrum. 27 (28) eigene Punkte	Dü 3, Houxi = hintere Schlucht	1.) TP 2.) *MP* Spasmen, Schleimhaut
Yangqiao Mai = Beschleuniger des Yang/ Hilfsmeridian für LG; Außenrotation des Beines; „Männer!"	Dorsal, schmal, parallel zu LG. B 62, B 61, B 59, G 29, Dü 10, Di 16, Di 15, M 7, M 6, M 4, innerer Augenwinkel B 1 (Treffpunkt mit Yinqiao), G 20	B 62, Shenmai Gefäß der Streckung	1.) *MP* Schlaf (mit N6) 2.) *MP* nicht lokalisierbare Schmerzen
Yangwei Mai = Bewahrer des Yang/ regiert Körperäußeres - Haut, Bewegungsapparat; Fieber, Frösteln, hitzende Dermatosen	Breit dorsolat. Flanke, Schläfe: B 63, G 35, Dü 10, 3 E 15, Di 14, G 21, Dü 10 (Treffpunkt mit Yangqiao), G 20, LG 15, LG 16, G 19, G 18, G 17, G 16, G 15, G 14, G 13, (M 1)[51]	3E 5, Weiguan = Außengrenze	1.) DP zu KS 7 2.) *MP* kleine Gelenke
Dai Mai = Gürtelgefäß/ Ausgleich obere/ untere Körperhälfte. Bewegungsapparat, Krämpfe; kleines Becken! Prolaps.	Wie Korsett um Körpermitte, Darmbeinkamm.Verbindet alle Meridiane auf dem Rumpf. (Le 13), G 26, G 27, G 28	G 41, Linqi = wo die Tränen auftreffen	*MP* große Gelenke

---

[50]) Tabellen aus Kubiena/ Meng: Kardinalpunkte
[51]) Magenmeridian: Numerierung nach Bischko. Zur Orientierung. Numerierung nach Bischko. Chinesisch: M 1Bi/ M 8ch, M 4 Bi/ M 1ch, M 6Bi/ M 3ch, M 7Bi/ M2ch

Wundermeridianpaare - gemeinsame Indikation und Funktionskreise

Kardinalpunkte	Wundermeridiane	Regionen/ Indikationen	Funktionskreise
Dü 3/ B 62	LG/ Yangqiao Mai	Regionen: Nacken, Schulter (Dü 10), Rücken, innerer Lidwinkel (B1). Indikation: Rücken - Längsschmerzen, ZNS - Kortex! Hemiplegie, Sprachstörung, Schlafstörung	Herz (über Dü 3): ZNS, Großhirn, Sprache! Kreislauf, RR, Schlaf, Niere/ Blase (B 62, B 1 und andere B-Punkte auf Yangqiao Mai): Lende, Urogenitale, untere Öffner, Ohr, Leber/ Gallenblase (G 20, G 29 auf Yangqiao Mai, LG 20 - innerer Leber-Ast!): Krämpfe, Anfälle, Drehbewegung, Muskeln, Sehnen
3 E 5/ G 41	Yangwei Mai/ Dai Mai	Region: Retroauriculär, äußerer Lidwinkel, Flanke; Indikation: klassische Migräne, Flanken-, Schläfenschmerzen, seitlich ausstrahlende Kreuz- und Nackenschmerzen, Anfall, Muskel, Gelenke, Oberbauch, Becken	Leber/ Gallenblase (G 41, viele G-Punkte auf Yangwei Mai): Blutspeicher, Milz/ Magen: beeinflußt von der Leber Niere/ Blase (Beginn Yangwei Mai mit B 63)
Lu 7/ N 6	KG/ Yinqiao Mai	Region: Rachen, Thorax, Lunge, Hals, Urogenitale. Indikation: Respirationsstörungen, Sexualneurose, Globusgefühl, Obstipation	Lunge/ Dickdarm (Lu 7), Niere/ Blase (N 6, B 1)
KS 6/ MP 4	Yinwei Mai/ Chong Mai	Region: vorne empfundene Beschwerden. Indikation: Herz, Thorax, Magen; Blut, Qi; Meteorismus, Roemheld, Magenaffektionen, Erbrechen, Übelkeit, Blutverlust-Krankheiten - Menstruationsstörungen, prämenstruelles Syndrom, Diarrhoe, Colitis ulcerosa	Herz (KS 6 - KS = Perikard), Milz/ Magen (MP 4, MP-Punkte auf Yinwei Mai), Niere (Chong Mai benützt N-Punkte, Yinwei Mai beginnt in N 9), Leber (Le 14 auf Yinwei Mai)

DIE SYNDROME DER TCM[52]

Einordnung von Symptomen in die Systeme der TCM

In China existiert bis heute keine einheitliche, verbindliche Klassifikation der Krankheiten, der Syndrome und Symptome. Die richtige TCM-Differentialdiagnose ist für die richtige Auswahl der Pharmaka notwendig. Dafür wäre eigentlich die Beherrschung der medizinischen Texte (in Altchinesisch) Voraussetzung. Die Akupunktur ist viel einfacher verlangt auch eine einfachere Differenzierung.

GRUNDMUSTER VON SYNDROMEN DER TCM - DIAGNOSTIK, THERAPIEHINWEISE[53]

Syndrom	Typisch	Puls	Zungenkörper	Zungenbelag	Gesicht	Therapie
Außen	Plötzlicher Beginn, *gleichzeitig* Wind-/ Kälteaversion und Fieber	*Oberflächlich*	Normal oder siehe Hitze/ Kälte	Normal, meist weiß, *dünn*	Normal oder siehe Hitze/ Kälte	Pathogene Faktoren entfernen: lokalbezogen sedieren, betroffener Meridian, Partner, Deqi-Gefühl auslösen!
Innen	Wind-/ Kälteaversion und Fieber - *aber nicht gleichzeitig!* Zunge verändert	*Tief*	*Verändert*	*Verändert*	Verändert	Akupunktur organbezogen: *Hohlorgane*: AP und unterer He-P, *parenchymatöse Organe*: QuP, ZP
Fülle	Überschuß an pathologischer Energie (äußere Faktoren!). Puls! Zunge!	*Kräftig*	Normal/ dick	*Dick*	Je nach Faktor	Sedierende Techniken: bluten lassen, blutig schröpfen
Mangel	Mangel an physiologischer Energien (Qi, Yang, Yin), Puls! Zunge! Kraftlos, dünn, leise	*Kraftlos*	Dünn, oder schlaff, geschwollen[54]	*Dünn*	Eingefallen oder gedunsen	Pharmatherapie, tonisieren
Hitze	Hitzegefühl, Hitzeaversion[55]), alles beschleunigt	*Schnell*	*Rot*	*Gelb, braun*	Rot	Kein Moxa! Hitzepunkte[56] Basisprogramm: Di 4, Di 11, LG 13Bi/ LG 14ch
Feuer	Brennende Ulzera, Unruhe	*Schnell, brandend*	*Tiefrot*	Gelb, braun, grauschwarz	Hochrot	Hitzepunkte des betroffenen Organs sedieren, bluten lassen, z.B. Zunge: H 8-, Gingivitis: M 44-, M 45-, Konjunktivitis: Le 2- usw
Kälte	Kältegefühl, Kälteaversion, alles verlangsamt	*Langsam*, gespannt	*Blaß, ev. Bläulich*	*Weiß*	Blaß	Wärmen, Qi-Fluß anregen - Moxa und Akupunktur: z.B. Erkältung: Di 4*, Lu 7
Trockenheit	Alles trocken	Leer	Trocken	*Trocken*	Faltig	Flüssigkeitszufuhr, Inhalieren. Gegen Lungen-Hitze: Lu 5, Lu 10, Lunge befeuchten: N 3+, N 6+/ N 7+
Feuchtigkeit	Schweregefühl, Lethargie	*Schlüpfrig*	Feucht	Feucht, *schlüpfrig*	Fad	Lokal nadeln, Schröpfen, sedierende Akupunktur. Spezialpunkte: MP 9-, KG 9- Milz stärken: KG 12+, MP 6+/-, M 36+/-

---

[52]) Literatur. Kaptchuk; Kleber: Traditionelle Chinesische Medizin; Kubiena: Chinesische Syndrome; Kubiena/ Meng/ Petricek/ Petricek: Handbuch der Akupunktur; Maciocia: Die Grundlagen der Chinesischen Medizin; Ross Jeremy: Zang Fu,

[53]) Tabelle aus Kubiena: Chinesische Syndrome verstehen und verwenden

[54]) Bei Yang-Mangel und Qi-Mangel kann die Zunge durch den relativen Yin-Überschuß geschwollen sein und Zahneindrücke zeigen

[55]) Hitze und Hitzeaversion - *Ausnahme*: bei *Wind-Hitze* durch Wind-Blockade des Abwehr-Qi *Kälteaversion*

[56]) 1. oder 2. Punkt proximal der Akren

Syndrom	Typisch	Puls	Zungenkörper	Zungenbelag	Gesicht	Therapie
Wind	Windaversion, unwillkürliche Bewegung, *plötzliche, wechselnde* Beschwerden	Ev. gespannt	Unchar.	Unchar.	Zuckt	3 E 5+/- oder -, G 20-, G 31-, G 34-, LG 16-, LG 20-
Schleim	Dicker Schleim, Steine, solide Knoten, Tumore, Klebrigkeit	*Schlüpfrig*	Steif	*Klebrig*	Verdrossen	Schleim (auf)lösen - sedierend- nadeln: M 40-, Milz stärken, tonisieren: KG 12+, M 36+, organspezifisch: Lunge: Lu 5, KG 17, B 13; Herz[57]): KS 5
Blut-Hitze	Rote Exantheme, Blutungen, Unruhe bis Delir	*Brandend*	*Tiefrot*	*Gelb*	*Hochrot*	Blut-Hitze entfernen: B 54Bi/ B 40ch, Lu 5 bluten lassen, Hitze entfernen: Di 11, LG 13Bl/ LG 14ch, Blut nähren und kühlen: B 17+/-, B 20+/-, MP 10-
Qi-Mangel	Müde, lustlos, untertags *Schweißausbrüche* durch mangelnde Porenkontrolle	*Kraftlos*	Blaß, schlaff	*Dünn*	*Blaß, leuchtend*	Qi stärken - tonisierende Akupunktur, Moxa. -: KG 4*, KG 6*, M 36+/*, MP 6+, Milz und Magen – postpartales Qi stärken: B 20+, MP 6+, KG 12+
Yang-Mangel	Müde, lustlos, *kalt*, Schweißausbrüche, langsam, *will nicht und kann nicht*	*Kraftlos langsam*	*Blaß, feucht*	*Dünn*	Blaß, leuchtend	Basis stärken - Nieren-Yang! Tonisierende Akupunktur, Moxa obligat! B 23*, LG 4*, KG 4*, KG 6*
Yin-Mangel	Müde, nicht belastbar, *kraftlose Unruhe, Nachtschweiß, 5 heiße Herzen*[58], *will, aber kann nicht.*	*Kraftlos schnell*	*Rot, dünn*	*Dünn oder fehlt*	*Blaß, rote Wangen*	Moxa verboten! AZ, Yin - also Niere stärken: tonisierende Akupunktur N 3+, N 6+, MP 6+, B 23+, KG 3+, organspezifisch: QuP, ZP
Blut-Mangel	Müde, *weinerlich*, Zittern, Unruhe	*Leer, rauh*	*Blaß*	Dünn, trocken	*Blaß, glanzlos*	Stärken: Blut: B 17+/*, MP 10+/*, MP und M: MP 6+, B 20+/*, M 36+/*
Jing-Mangel	*Angeboren: Entwicklungsstörungen*, erworben: *Senium*, Sterilität, *Alzheimer, Zahn-, Haarausfall, Ergrauen verfrüht*	Dünn	Unchar.	Unchar.	Ev. Mißbildung	Erworbene Form: Niere stärken: tonisieren B 23+, LG 4+, KG 4+, N 3+, Qi stärken: M 36+, KG 6+, Knochen und Mark stärken: B 11+, G 39+
Qi-Stau	*Spannungsgefühl, wandernde* Schmerzen/ Kolik	Ev. gespannt	Unchar.	Unchar.	Schmerzverzerrt	Qi bewegen/ stärken: M 36-, KG 3-, KG 6-, Meridiane: meist QuP, Hohlorgane: AP, unterer He-P
Blut-Stau	*Fixierte* Schmerzen, Knoten, Tumore	Gespannt	*Purpur*	Unchar.	Rot-blau	Einfluß auf Blut: B 17-, MP 10-, Qi und Blut bewegen: MP 6-, KG 6-, M 36-, bluten lassen B 54Bi/ B 40ch, Lu 5, Moxa lokal

---

[57]) Psychosen
[58]) Hitzegefühl in Palmae, Plantae, Thorax.

SYNDROME NACH DEN 8 PRINZIPIEN

Außen/ Innen, Hitze/ Kälte, Fülle/ Mangel, Yang/ Yin, siehe Seite 37ff und Übersichtstabelle Grundmuster von Syndromen Seite 62

SYNDROME NACH DER QI- UND BLUT-THEORIE

Qi-Mangel, Qi-Stau, Blut-Mangel, Blut-Stau. Siehe Tabelle auf Seite 62.

Syndrom	Typisch	Puls	Zungenkörper	Zungenbelag	Gesicht	Therapie
Qi-Mangel	Müde, lustlos, untertags Schweißausbrüche durch mangelnde Porenkontrolle	Kraftlos	Blaß	Dünn	Blaß, leuchtend	Tonisierende Akupunktur, Moxa. Qi stärken: KG 4*, KG 6*, M 36+/*, MP 6+, Milz und Magen - postpartales Qi stärken: B 20+, MP 6+, KG 12+
Blut-Mangel	Müde, mangelndes Selbstwertgefühl, Zittern, Unruhe	Leer, rauh	Blaß	Dünn	Blaß, glanzlos	Stärken: Blut: B 17+/*, MP 10+/*, MP und M: MP 6+, B 20+, M 36+
Qi-Stau	Spannungsgefühl, wandernde Schmerzen/ Kolik	Ev. gespannt	Unchar.	Unchar.	Schmerzverzerrt	M 36-, G 3-, KG 6- bewegen/ stärken Qi, Meridiane: meist QuP, Hohlorgane: AP, unterer He-P
Blut-Stau	Fixierte Schmerzen, Knoten, Tumore	Gespannt	Zyanotisch	Unchar.	Zyanotisch	Einfluß auf Blut: B 17-, MP 10-, Qi und Blut bewegen: MP 6-, KG 6-, M 36-, bluten lassen B 54Bi/ B 40ch, Lu 5; Moxa lokal
Blut-Hitze	Rote Exantheme, Blutungen, Unruhe bis Delir	Brandend	Tiefrot	Gelb	Hochrot	Blut-Hitze entfernen: B 54Bi/ B 40ch, Lu 5 bluten lassen, Hitze entfernen: Di 11-, LG 13Bi/ LG 14ch-, Blut nähren und kühlen: B 17+/-, B 20+/-, MP 10+/-

SYNDROME DER PATHOGENEN FAKTOREN[59]

Beschreibung von Symptomen und Ursachen:
Innere pathogene Faktoren: Vorschädigung, siehe auch Seite 52.
Äußere pathogene Faktoren: Entwicklung von Symptomen, die pathogenen Faktoren gleichen.

Parameter	Trockenheit	Kälte	Wind	Hitze	Feuchtigkeit	Schleim
Äußeres Pathogen	Yang-Pathogen, oft mit Hitze kombiniert, schädigt Yin	Yin - Pathogen, schädigt Yang, verlangsamt	Yang-Pathogen, schädigt Yin, Trend nach oben	Yang-Pathogen, schädigt Yin, beschleunigt, beeinträchtigt Geist - Shen	Yin-Pathogen, schädigt Yang, führt zu Qi - Stau	Yin-Pathogen, fester als Feuchtigkeit
Innere Pathologie: Ursachen	Flüssigkeits-/ Blutverlust, Schwitzen, Durchfall, Fieber, Erbrechen	Yang-Mangel, allgemeine Schwäche mit Kältegefühl	Blutmangel, hohes Fieber, Leber-Syndrome	Yin-Yang-Balancestörung.	Milz und/ oder Nieren - Yang-Mangel.	Mangelnde Flüssigkeitstransformation, Eindickung durch Feuchtigkeits-Stau
Vorwiegend betroffen	Lunge, Nase, Rachen	Exponierte Regionen	Obere, äußere Körperregion	Eher obere Regionen, Geist	Eher untere Regionen	Untere Regionen, aber auch Geist!
Symptome allgemein	Flüssigkeitsmangel	Frösteln, Schüttelfrost	Plötzlicher Beginn, heftig, Schwindel, Tics, Krämpfe, Kopfschmerzen, Ohnmacht	Fieber, Hitzegefühl	Schweregefühl in Bewegungsapparat und Kopf, Blasen, trüber Fluor, Diarrhoe	Benommenheit, Verschleimung, Tumorbildung
Symptome lokal	Lunge: trockenes Hüsteln	Kältegefühl	Nicht lokalstabil	Entzündung	Schwellung, nässende Dermatosen	Knoten, Verhärtung
Qi-Fluß	Gestört - zu wenig Blut	Verlangsamt	Gestört durch Wind in Meridianen	Gestört - Bluteindickung	Gestört - Viskositätsänderung	Stau durch Viskositätsänderung
ZB	Trocken	Weiß	Normal	Gelb	Feucht	Klebrig
ZK	Klein	Weiß	Ev. Zittern	Rot	Gequollen	Dick
Puls	Leer	Langsam	Oberflächlich	Schnell	Schlüpfrig	Schlüpfrig
Harn	Wenig	Hell, viel	Normal	Dunkelgelb, konzentriert	Trüb	Schleim, Steine
Therapie	Niere stärken; N 3/ N 7, B 23; Lunge befeuchten: Lu5, KG 17	Moxa auf B 23, KG 6, KG 4	Punkte auf G, 3E: G 20, 3 E 5	Basisprogramm: Di 4, Di 11, LG 13, Hitzepunkte[60])	Milz stärken: B 20, KG 12, MP 3/ 6/ 9; M 36; KG 9	Schleimtransformation fördern: M 40, Thorax: KS 6

---

[59]) Tabelle aus Kubiena: Chinesische Syndrome
[60]) 1. oder 2. Meridianpunkt proximal der Akren

ORGANSYNDROME von G. KUBIENA

Komplexe Diagnostik unter Anwendung der verschiedenen Prinzipien der TCM (8 Prinzipien, Qi und Blut, pathogene Faktoren) auf die verschiedenen Organe.
Wesentlichste Unterscheidung: 8 Prinzipien, Yin oder Yang - untergeordnete Prinzipien wichtig!
Leere= "hypo", d.h. Mangel an Qi, Yin, Yang, Blut.
Fülle = "hyper", d.h. Überfluß an Yin, Yang, Blut, Stau.
Achtung! Ein Mangel an Yin kann ein falsches Yang-Bild hervorrufen und umgekehrt!
Pathogene Faktoren dienen zur Beschreibung von Zuständen und Krankheitsursachen.
Im Vordergrund stehen die Syndrome der parenchymatösen Organe.
Organsyndrome zeigen stets auch allgemeine Zeichen des jeweiligen Syndroms, die auf Seite 62f nachzuschlagen sind. Bei einem Qi-Mangel beispielsweise ist der Zungenkörper immer blaß, das Gesicht leuchtend blaß. Angeführt werden in der folgenden Tabelle in Stichworten vorwiegend die organspezifischen Zeichen.

TCM-Syndrom	Pathogenese	Beispiele	Leitsymptome	Therapiehinweise
Lungen-Qi-Mangel	Konstitutionell, längere Krankheit, Mangel an Bewegung in frischer Luft	Emphysem, Asthma	Bei Belastung Dyspnoe und Schwitzen, leise Stimme, *Puls:* kraftlos, *ZK:* blaß, *Gesicht:* leuchtend blaß	Lungen-Qi stärken, Yang wärmen: Lu 9+, LG 12+/*, B 13+/*
Lungen-Yin-Mangel	Folge von Lungen-Qi-Mangel, Unterernährung	Chronische Pharyngitis, TBC, chronisches Emphysem	Trockener Husten, wenig gelbes, zähes Sputum, bluttingiert, Nachtschweiß! *ZK:* rot, Risse im vorderen Drittel, *ZB:* fehlt im vorderen Drittel, *Gesicht*: blaß, rote Wangen	Lungen- und Nieren-Yin stärken: Lu 9+, B 13+, LG 12+, KG 17; KP Lu 7+, N 6+, Lungen-Hitze entfernen. Lu 10-, Magen stärken: KG 12+, Nachtschweiß: H 6-, N 7+

TCM-Syndrom	Pathogenese	Beispiele	Leitsymptome	Therapiehinweise
Wind und Kälte in der Lunge	Umwelteinflüsse	Erkältung, Prodromalstadium	Wind-/ Kälteaversion, Frösteln, verstopfte Nase oder Niesen, *Puls:* oberflächlich	Moxa nach sedierender Akupunktur entfernt Kälte und Wind: Di 4*, G 20-, B 12- und LG 13BI/ LG 14ch* ev. schröpfen, Schwitzen fördern: Di 4-, N 7-, absenkende Lungenfunktion fördern: Lu 7-
Wind und Hitze in der Lunge	Direkte Umwelteinflüsse oder Transformation von Wind-Kälte	Erkältung mit Fieber	Wind-/ Kälteaversion[61]), gleichzeitig Fieber, Halsschmerzen, *Puls:* oberflächlich, schnell, *ZB:* dünn	Qi-Fluß anregen, Wind-Hitze entfernen: Di 4-, Di 11-, Lu 5-, B 12- (Wind) und LG 13Bi/ LG 14ch- (Hitze) schröpfen, Lungen-Qi absenken, Thorax öffnen: KG 17-, KG 22-, Halsschmerzen: Lu 10 oder Lu 11 bluten lassen
Hitze und Trockenheit in der Lunge	Umwelteinflüsse oder Exsikkose	Erkältung, beginnende TBC	Heiserkeit, trockene Kehle, trockener Husten, *ZK:* trocken, nicht rot	Flüssigkeit zuführen, Yin fördern: KG 4+, MP 6+, KG 12+, Lunge befeuchten: Lu 9+, Lu 5
Feuchter Schleim in der Lunge	Milz-Schwäche und Umwelteinflüsse oder Fehlernährung (zu viel Milch)	Bronchitis, Asthma	Reichlich weißer Auswurf bei chronischem Husten, *ZB:* weiß, dick, klebrig	Schleim lösen: Lu 5-, M 40-, Feuchtigkeit entfernen: KG 9-, Milz und Niere stärken: KG 12+, B 20+, B 23+, Lungen-Qi senken: Lu 1-, KG 22-, B 13+/-, KG 17 Thorax öffnen: KS 6-
Heißer Schleim in der Lunge	Rauchen, Fehlernährung (Alkohol, scharfe Gewürze, fettes Gebratenes)	Eitrige Bronchitis, Raucherhusten	Reichlich gelber oder gar grünlicher Auswurf, ev. stinkend, *Puls:* schnell, schlüpfrig, voll, *ZB:* gelb, dick, klebrig	Schleim lösen: M 40-, Feuchtigkeit entfernen: KG 9-, absenkende Lungenfunktion stimulieren: Lu 1-, Lu 7-, Hitze entfernen: Lu 10-, Di 4-, Di 11-, B 13-, Milz stärken: B 20+, KG 12+
Säfte-Mangel im Dickdarm	Nieren-Yin-Mangel durch Alter, Laxantienabusus, oder Blut-Mangel durch Blutverlust (postpartal)	Chronische Obstipation, Darmschädigung durch Laxantien	Obstipation, trockener Stuhl, schwierige Defäkation, magerer Körper, *ZK:* DD blaß bei Blut-Mangel, rot bei Yin-Mangel	Dickdarm stärken: B 25+, M 25+, M 37+, Stuhl befeuchten: 3 E 6+, N 6+, Hitze ableiten: M 44-, Di 11-, Yin stärken: B 23+, MP 6+, KG 4+; Blut-Mangel: B 17+, B 20+, MP 6+, MP 10+
Trockene Hitze im Dickdarm[62])	Fieber, Fülle-Hitze	Obstipation bei Fieber	Obstipation, trockener Stuhl, Afterbrennen, *ZB:* dick, gelb oder braun, trocken	Hitze entfernen: M 25-, Di 4-, Di 11-, Trockenheit und Hitze bekämpfen, Stuhlentleerung fördern: 3 E 6-, N 5+/- oder N 6+/-, B 25, Körperflüssigkeit auffüllen

---

[61]) Kälteaversion, weil wärmende Funktion des Abwehr-Qi durch Wind blockiert ist.
[62]) CAM S. 404f, Ross S.190, Maciocia beschreibt 2 Bilder: Hitze des Dickdarms durch Diätfehler und Hitze blockiert Dickdarm bei akuten fieberhaften Erkrankungen.

TCM-Syndrom	Pathogenese	Beispiele	Leitsymptome	Therapiehinweise
Feuchte Hitze im Dickdarm	Diätfehler - zu fett, zu heiß, zu scharf, verdorbene Lebensmittel, Emotionen	Colitis ulcerosa, Morbus Crohn, infektiöse Darmerkrankungen: Enteritis, Ruhr	Bauchschmerzen, imperativer Stuhldrang, stinkende Stühle mit Auflagerung von Schleim, Eiter, Blut	Hitze entfernen Di 11-, aus unterem Erwärmer: KG 3-, B 22-, aus Dickdarm: B 25-, Feuchtigkeit aus unterem Erwärmer entfernen, Milz stärken: MP 9-, MP 6-, KG 3-, KG 12+, B 20+, Schmerz und Durchfall stoppen: M 25-, M 37-, Blutung: B 17+, B 20+, MP 10+, Blut-Hitze: B 54 bluten lassen
Feuchte Kälte im Dickdarm—Fülletyp	Äußere Kälteeinwirkung, z.B. Sitzen auf kalter Unterlage	Akute Kältediarrhoe	Plötzlicher Bauchschmerz, Kältegefühl, Durchfall, Defäkation erleichtert	Qi bewegen, Kälte entfernen, unteren Erwärmer wärmen: M 36-/*, M 37-/*, MP 6-, M 27-/*; Nabel (KG 8)[63]), Spasmolyse: Le 3-
Feuchte Kälte im Dickdarm—Mangeltyp[64])	Milzschwäche und Fehlernährung - kalte Rohkost, äußere Kälte auf Bauch	Chronische Diarrhoe	Kalte Extremitäten, dumpfer Bauchschmerz, weiche Stühle, Defäkation erschöpft, *Puls:* tief, dünn	Qi und Dickdarm stärken und wärmen, Durchfall stoppen: KG 6*, M 25* Moxabox[65]), Milz stärken: B 20+, M 36+/*, MP 6+
Dickdarm-Kollaps[66])	Milz-, Magen-, Dickdarm-Qi-Mangel, sitzende/stehende Lebensweise, zu viel Studium	Chronische Diarrhoe mit Analprolaps	Chronische Diarrhoe, Analprolaps, kollapsig nach Defäkation, *Puls:* tief, kraftlos, *ZK:* blaß	Milz- und Magen-Qi stärken: M 36+/*, B 20+/*, B 21+/*, Qi heben: LG 20*, KG 6*, Durchfall stoppen: M 25+/*, M 36+/* oder M 37+/*
Dickdarm-Kälte-Qi-Stau[67])	Kälte durch chronische Kälteexposition oder rohes, kaltes Essen -- Kälte verlangsamt Qi-Fluß	Kälte-Obstipation, Unterbauchkoliken durch oder mit Kälte	Koliken, Obstipation nach Kälteexposition mit Kältegefühl, schlechter auf Druck, *Puls:* langsam, gespannt (Kälte), *ZB:* weiß	Qi bewegen, Kälte entfernen: B 25+/*, M 25+/*, M 37+/*
Nieren-Jing-Mangel	Angeboren, sexueller Raubbau oder Erschöpfung im Alter	Mißbildungen, Senium, Alzheimer	Kinder: Entwicklungsstörungen, Erwachsene: Sexualschwäche, Haarausfall, Ergrauen	Nieren-Jing stärken: Extra Jinggong[68]), Yin nähren: N 3+, N 6+, KG 4+, Yang stärken: LG 4+, B 23+, N 7, Mark, Knochen stärken: G 39+, LG 20+, LG 13Bi/ LG 14ch+, B 11+, Hirn stärken: B 15+

---

[63]) Nabel mit Salz füllen, Ingwerscheibe und Moxakegel darauf
[64]) entspricht dem Muster „Kälte im Dickdarm" bei Maciocia S.293f.
[65]) M 25 und KG 6 können gemeinsam durch Aufsetzen eines Moxaboxs erwärmt werden. Das Gerät besteht aus einem etwa 20 x 20 cm messendem Holzrahmen mit Deckel und engmaschigem Drahteinsatz, ca. 4-5cm vom Unterrand. Darauf werden brennende Moxazigarrenstücke gelegt.
[66]) Maciocia S.293, entspricht sinkendem Milz-Qi
[67]) Kleber S.65: Qi-Stagnation durch Kälte im Dickdarm; Ross S.190 beschreibt Syndrom ohne Benennung, Kaptchuk S.321: Kälte hemmt Qi
[68]) Ein Extrapunkt, der in der modernen Zusammenstellung nicht mehr erwähnt wird: 0,5 Cun (1 KFB) lateral von B 47Bi/ B 52 ch - Zhishi

TCM-Syndrom	Pathogenese	Beispiele	Leitsymptome	Therapiehinweise
Nieren-Qi-Mangel	Konstitutionell, längere Krankheit	Inkontinenz, Asthma, Lumbago und Impotenz, Frigidität	Dumpfer Kreuzschmerz, schwache Knie, müde	Quellen-Qi stärken: KG 4+, KG 6+, Nieren-Yang stärken: LG 4+/*, B 23+/*, N 7, Nieren-Yin stärken: N 6+, N 9+, N 10+, KG 4+, KG 6+
Nieren-Yang-Mangel	Energieverlust durch sexuellen Raubbau	Sexualschwäche, chronisches Asthma	Kreuzschmerzen (schlechter beim Aufstehen und bei Ermüdung) und Kältegefühl im Kreuz, Polyurie (leicht) oder Ödeme (schwer), *Puls:* tief, *ZK:* blaß, schlaff, feucht, geschwollen	Nieren-Yang, Jing, Quellen-Qi stärken und wärmen. Moxa wichtig!: LG 4+/* stärkt auch Mingmen, B 23+/*[69]), B 47 Bi/ B 52ch+/*, N 3+, *N 7+*, KG 4*, KG 6*[70])
Nieren-Yin-Mangel	Substanzabbau durch exzessiven sexuellen Raubbau, Aphrodisiaka, schwere Krankheit, langes Fieber	Klimakterium, TBC	Nachtschweiß, abends trockene Kehle, Kreuzschmerzen (im Liegen besser), *Puls:* schnell, oberflächlich, leer, *ZK:* rot, dünn, *ZB:* fehlt	Nieren-Yin stärken und nähren: KG 5+, *N 6+* spezifisch, N 3+, B 23+, N 9 (Psyche), MP 6+, **Kein Moxa!**
Blasen-Qi-Mangel	Nieren-Yang-Mangel durch sexuellen Raubbau, kaltes Ambiente	Inkontinenz, Enuresis	Inkontinenz, Enuresis, Kreuzschmerzen	Blasen-Qi und Nieren-Yang wärmen und stärken: B 23+/*, LG 4+/*, KG 4*, Blase stärken: B 28+
Feuchte Kälte in der Blase	Äußere Kälte dringt in Blase (unteren Erwärmer) ein, z.B. Sitzen auf kaltem Stein	Zystitis durch Unterkühlung	Häufige erschwerte Mictio, Schweregefühl, trüber, blasser Harn, *ZB:* schleimig, weiß, dick an der Wurzel	Blasen- und Nieren-Yang wärmen und stärken: B 28+, B 23+, LG 4+, KG 3*, KG 6*[71])
Feuchte Hitze in der Blase	Transformation feuchter Kälte in feuchte Hitze, Psyche: Mißtrauen, Eifersucht	Zystitis, Blasensteine	Brennen bei häufiger, erschwerter Mictio, dunkler Harn, *ZK:* rot, rote Punkte am Zungengrund, *ZB:* glitschig, gelb, dick	Feuchtigkeit und Hitze entfernen: MP 9-, MP 6-, B 28-, KG 3-, B 66-, Wasserwege des Unteren Erwärmers öffnen: B 22-, Schmerz stillen: B 63-
Leber-Qi-Mangel	Konstitutionell	Neurasthenie, neurotische Depression	Gehemmt, Schwindel, Entscheidungsschwäche, leichte Sehstörungen, *ZK:* Rand blaß	Qi allgemein stärken: M 36+/*, KG 4*, KG 6*, Yang stärken und heben: LG 4*, LG 20*, Leber-Qi stärken: Le 3+, Sehstörungen: G 37+

---

[69]) Moxabox auf LG 4, B 23
[70]) Moxabox auf den Unterbauch
[71]) Moxabox auf Unterbauch

TCM-Syndrom	Pathogenese	Beispiele	Leitsymptome	Therapiehinweise
Leber-Blut-Mangel	Unterernährung, Blutung (Geburt!), mangelnde Blutproduktion (M, MP, N)	Anämie	Sehstörungen - Mouches volantes, blaß, glanzlos, brüchige Nägel, *ZK*: blaß, trocken	Blut nähren: B 18+, B 20+, M 36+, MP 6+ oder MP 10+, B 23+, B 17*, B 18 (speziell Leber-Blut), KG 4*, Leber stärken: Le 3+, Le 8+
Leber-Yin-Mangel	Nieren-Yin-Mangel oder Blut-Mangel führen zur Unterernährung von Leber-Yin, Yang-Hitze verbraucht Yin	Neurasthenie	Trockene Augen, Sehstörungen, Kopfschmerzen als Folge von aufsteigendem Leber-Yang, *Puls:* oberflächlich, leer, gespannt, *ZK:* rote Ränder	Leber-Yin nähren: Le 3+ und ev. Le 8+ (Yin, Qi und Leber-Blut), aufsteigendes Leber-Yang dämpfen: G 20-, LG 20-, Kombination: B 18+
Aufsteigendes Leber-Yang	Mischsyndrom: Folge von Leber-/Nieren-Yin-Mangel: fehlender Yin-Gegenpol	Meniére, Hypertonie, Tinnitus, Schwindel	Reizbar, Schläfenkopfschmerz, *Puls:* gespannt	Leber- und Nieren-Yin stärken: Le 8+, N 3+ oder MP 6+, B 23+, Leber-Yang senken: Le 3-, G 20- (auch Augen), LG 20- (auch Psyche), G 43-, und symptomatische Punkte
Aufsteigendes Leber-Feuer	Fülle-Hitze-Syndrom durch gestaute Emotionen, exzessive Yang-Zufuhr (Alkohol, Nikotin, fettes Essen)	Hypertone Krise, Spannungskopfschmerz, Migräneanfall, Meniére, akute Konjunktivitis	Reizbar, Augen und Gesicht gerötet, heftige Symptome, Durchschlafstörung, Puls: schnell, voll, gespannt, *ZK:* rot, *ZB:* gelb	Leber-Feuer entfernen: Le 3-, akut Le 2-, aus dem Kopf: B 2 und Tai Yang bluten lassen, G 20-, Augenrötung: G 41-, Geist beruhigen: H 7- oder KS 7-, N 1 auch gegen Scheitelkopfschmerz und starke Erregung
Leber-Wind	Steigt auf im Gefolge von Leber-Feuer, Leber Yang oder füllt Vakuum bei Leber-Blut-Mangel auf	Schwere akute Zustandsbilder, Apoplexie, Hörsturz, Meniére, Migräne, Tic	Je nach Ursache	Je nach Ursache, symptomatisch: G 20-, Le 3-
Leber-Qi-Stau	Gestaute Emotionen	Koliken, Globusgefühl	Launenhaft, Stimmungswechsel, Spannungsgefühl in Thorax und Hypochondrium	Leber-Qi regulieren und verteilen: Le 3-, 3 E 6- (Flanke), Leber/ Gallenblase beruhigen: G 34-, emotionale Probleme, Erbrechen, Aufstoßen: KS 6-

TCM-Syndrom	Pathogenese	Beispiele	Leitsymptome	Therapiehinweise
Kälte blockiert Leber-Meridian	Äußere oder innere Kälte verlangsamt den Qi-Fluß im Leber-Meridian	Hernien	In Leiste bzw. Skrotum ausstrahlende Unterbauchschmerzen, *Puls:* langsam, tief, gespannt	Kälte entfernen, Leber sedieren: Le 3-, Le 5-/*, Qi bewegen: KG 3-/*, KG 6*, Spezialpunkt: Le 1-/*
Feuchte Hitze in Leber und Gallenblase	Feuchtigkeits-Stau durch Milz-Mangel, Klima und Diätfehler - fettes Essen, Steinbildung[72])	Cholezystitis, Cholangitis, Verschlußikterus, Ulcus ventriculi et duodeni, Salpingitis, Orchitis, Skrotalekzem	Ikterus, Flankenschmerz rechts, druckempfindlich, bitterer Mundgeschmack, Fluor, *ZB:* dick, gelb, klebrig	Leber-/ Gallenblasen-Qi regulieren: Le 5-, Le 14-, G 34-, Extra Dannangxue -- Gallenblasenpunkt-, Feuchtigkeit auflösen, Milz stärken: MP 9-, MP 6-, LG 9-, KG 12+, kombinierte Wirkung: G 24-, B 18-, B 19-, Hitze entfernen: Le 2-, Di 11-, Genitale: G 26-, KG 3-, KG 6-, **Kein Moxa!** Hitzezeichen!
Gallenblasen-Qi-Mangel	Erbanlage, Kindheitstrauma (Courage verloren)	Charakterbeschreibung: feiger, wehleidiger Schwächling	Mutlosigkeit, Fehlen von Initiative, Planungsschwäche, Ängstlichkeit, Seufzen	Gallenblase stärken und wärmen: G 40+/*
Herz-Qi-Mangel	Konstitutionell, längere Krankheit	Herzinsuffizienz	Palpitationen, müde, *Puls:* leer	Herz-Qi stärken: B 15+, H 7+, Brust-Qi regulieren: KG 17+, KS 6+ oder KS 4+
Herz-Yang-Mangel	Erschöpfung, längere Krankheit	Insuffizienz	Palpitationen, kalte Extremitäten, Kältegefühl, *Puls:* kraftlos, tief	Herz-Yang stärken/ wärmen: H 7+, B 15+/*, KG 17+/*, LG 13Bi/ LG 14ch+/*, KG 6*, KS 6+
Herz-Yin-Mangel	Parenchymschädigung	Organische Herzkrankheit	Palpitationen, kraftlose Unruhe, Hitzewallungen, *ZK:* rot, dünn, trocken, medianer Riß bis Spitze	Yin allgemein, Herz- und Nieren-Yin nähren und stärken: KG 4+, KG 6+, MP 6+, H 7+, N 7+, Geist beruhigen: KS 6+, KG 14+, KG 15+
Herz-Blut-Mangel	Blutung, mangelnde Blutbildung (M, MP!)	Anämie	Palpitationen, vergeßlich, glanzlos, Einschlafstörung, *ZK:* blaß	Herz, Blut und Yin stärken: KG 14+, KG 15+, KG 4+, B 17*, B 20+, MP 6+, Geist beruhigen: KS 6+/-
Herz-Blut-Stau	Kreislauf Behinderung durch Schleim, Mangel an Blut, Herz- Qi oder Herz-Yang	Angina pectoris	Akuter Präkordialschmerz, Lippenzyanose, *Puls:* gespannt, *ZK:* zyanotisch	Blut/ Herz-Blut regulieren: MP 10, B 17, B 14, Thorax öffnen: KS 6, KG 17, N 25, Geist beruhigen: H 7, akuter Herzschmerz: KS 4- (Xi-P), im Intervall neutral stimulieren, im Anfall sedieren

---

[72]) Steine gelten in der TCM als eingedickter Schleim, der durch Hitze aus Feuchtigkeit entstanden ist.

TCM-Syndrom	Pathogenese	Beispiele	Leitsymptome	Therapiehinweise
Aufsteigendes Herz-Feuer	Fülle-Hitze Emotionen, explodierender Qi-Stau	Hypertonie, Hyperthyreose, Glossitis	Palpitationen, Durst, *Puls:* schnell, brandend, *ZK:* rot, Ulzera, Spitze geschwollen	Herz klären, Herz-Feuer ableiten Geist beruhigen: H 7-, KG 14-, H 9-/ H 8-, kühlenden Yin-Gegenpol stärken: N 3+, N 6+, B 23+, MP 6+, Zungenulzera: KS 7-, Laser lokal
Schleim verlegt das Herz	Kinder angeboren, Erwachsene: Fehlernährung, Emotionen	Schlaganfall	Schleimrasseln, Verwirrtheit, *ZB:* klebrig	Herz öffnen: H 9-, B 15-, Schleim auflösen: **KS 5** (löst spezifisch Herz-Schleim[73]), M 40-, KG 12+, B 20+, ev. Bewußtsein wieder herstellen, Öffner öffnen: LG 26-
Dünndarm-Qi- und -Schleimstau[74]	Passagehindernis oder Milz-Mangel und verlangsamende Kälte (Diätfehler: zu viel kalte Rohkost)	Ileus	Heftige Bauchschmerzen ohne Abgang von Kot und Winden, Übelkeit, Erbrechen, *Puls:* gespannt, *ZB:* dick, weiß	Qi- und Schleim-Stau auflösen: KG 6-, G 34-, Le 3-, Bauchschmerzen: M 39-, M 25-, M 27-, Magen und Milz stärken: KG 12+
Fülle-Hitze im Dünndarm[75]	Übergreifen von Herz-Feuer über Dünndarm auf Blase	Hämorrhagische Zystitis	Blutiger oder dunkler Harn, schmerzhafte Mictio, Zungenulzera, *ZK:* rote, geschwollene Spitze	Feuchtigkeit auflösen, Hitze entfernen: Dü 2-, Dü 5-, H 5-, H 8-, Hitze und Feuchtigkeit aus unterem Erwärmer entfernen: MP 9-, MP 6-, KG 3-, B 28- Bauchschmerz: M 39-(unterer He-P des Dünndarms)
Dünndarm-Mangel-Kälte	Zu viel kalte, rohe Nahrung bei Milzschwäche	Kältediarrhoe mit Borborygmus	Bauchschmerz, Druck und Wärme angenehm, laute Darmgeräusche, Diarrhoe	Milz und Dünndarm stärken: B 20+, M 36+/*, B 27+, Yang wärmen: KG 6*, gegen Bauchschmerz: M 39
Milz-Qi-Mangel	Konstitutionell, chronische Erkrankung, Fehlernährung, geistige Überanstrengung, Sorgen	Neurasthenie, Dyspepsie, chronische Krankheiten: Diarrhoe, Gastritis, Ulcus duodeni	Appetitlos, müde, breiige Stühle, Diarrhoe, Schwäche der Extremitäten, Ptoseneigung, *Puls:* kraftlos, leer, *ZK:* blaß, Rand geschwollen, Zahneindrücke *ZB:* dünn	Milz-Qi stärken: B 20+, B 21+, MP 3+, MP 6+, Milz-Qi und Magen-Qi stärken: KG 12+, M 36+/*, Durchfall: M 25+/*

---

[73]) Maciocia S.224

[74]) Maciocia S.287: gebundenes Dünndarm-Qi, Kaptchuk S.302: blockiertes Dünndarm-Qi, Ross S.173: Qi-Blockade des Xiao Chang, Kleber: Qi-Stagnation des Dünndarmes mit Obstruktion.

[75]) Maciocia S.285 f: Fülle-Hitze des Dünndarmes, Kaptchuk S.302: Übermäßige Hitze im Dünndarm, heißt auch Herzfeuer bewegt sich auf der Leitbahn (Meridian) zum Dünndarm; Ross S.174: Fülle-Hitze im Xiao Chang,

TCM-Syndrom	Pathogenese	Beispiele	Leitsymptome	Therapiehinweise
Sinkendes Milz-Qi	Wie Milz-Qi-Mangel und schweres Heben, stehende/ sitzende Lebensweise	Ptose, Prolaps, Deszensus, Hämorrhoiden	Nach unten ziehendes Gefühl	Milz-Qi, Milz-Yang und Magen-Qi stärken: B 20+/*, B 21+/*, MP 3/*, MP 6+/*, KG 12+/*, M 36+/*, Qi heben: LG 20+/*, KG 6*, Analprolaps: LG 1+
Milz-Qi-Mangel mit Bluthalteschwäche	Sonderform des Milz-Qi- und Milz-Yang-Mangels, v.a. durch Fehlernährung - Avitaminosen	Blutungen vom Mangeltyp (Uterus: , Darm, Purpura)	Blutungen ohne Entzündungszeichen, *Puls:* dünn, *ZK:* blaß, *ZB:* weiß, dünn	Milz-Qi stärken: B 20+/*, B 21+/*, MP 3/*, MP 6+/*, KG 12+/*, M 36+/*, Qi und Yang allgemein stärken: KG 6*, LG 4+/*, Blut stärken: B 17*, Uterusblutung: MP 1*[76]), Le 1*, Blut im Stuhl: LG 4*
Milz-Yang-Mangel	Wie Milz-Yang-Mangel und Erschöpfung und/ oder feucht-kalte Umgebung	Dyspepsie, chronische Diarrhoe, Neigung zu Ptose, Hämorrhoiden	Wie Milz-Qi-Mangel und kalte Extremitäten, Kältegefühl, *ZK:* blaß, schlaff, feucht, *ZB:* weiß, dünn	Milz-Qi, Milz-Yang und Magen-Qi stärken und wärmen, Qi und Blut bewegen: B 20+/*, B 21+/*, MP 3/*, MP 6+/*, KG 12+/*, M 36+/*, Feuchtigkeit: MP 9-, KG 9-, M 28-, B 22-, Durchfall: M 25+/*
Feuchte Kälte in der Milz	Fehlernährung, feucht-kaltes Ambiente	Chronische Gastroenteritis, Hepatitis, Darminfektion, vesikuläre Dermatosen, Fluor	Kopf und Glieder schwer, Völlegefühl im Epigastrium, *ZB:* weiß, dick, klebrig	Feuchtigkeit entfernen: KG 9-, MP 9-, Milz stärken: MP 6+/-, KG 12+/*, schwerer Kopf: M 1Bi/ M 8ch-
Feuchte Hitze in der Milz	Feucht-heißes Ambiente, verdorbene Nahrung	Ikterus, Gastroenteritis, akute Hepatitis, Cholezystitis	Weiche, stinkende Stühle, ev. Ikterus, Kopf und Glieder schwer, Völlegefühl im Epigastrium, *ZB:* gelb, dick, klebrig	Feuchtigkeit und Hitze entfernen: Di 11-, LG 9, G 34, B 20+/-, aus unterem Erwärmer: MP 9-, MP 6-,
Magen-Qi-Mangel	Unterernährung, einseitige Diät, jede längerdauernde Krankheit	Neurasthenie, Magenschwäche	Appetitlos, morgendliche Müdigkeit, flaues Gefühl im Epigastrium, Geschmackssinn beeinträchtigt, *Puls:* leer, kraftlos an Magen-Position, *ZB:* morgens weißer Belag, verschwindet nach Essen	Magen-Qi stärken: B 21+, M 36+/*, KG 12+, KG 6+/* auch gegen weiche Stühle

---

[76]) Moxa) auf MP 1 nur bei Mangel-Zeichen, bei Blutung durch Blut-Hitze wird MP 1 sediert.

TCM-Syndrom	Pathogenese	Beispiele	Leitsymptome	Therapiehinweise
Magen-Yin-Mangel	Mangel-Hitze durch Mangel an kühlendem Yin durch schlampiges Essen	Anaemia perniciosa, chronische atrophierende Gastritis, Ulkus, Altersschwäche, Diabetes mellitus	Schmerzen im Epigastrium, Durst ohne Trinkwunsch, postprandial Völlegefühl, *ZK:* rot, längsventraler Riß nicht bis Spitze *ZB:* zentral geschält	Magen-Yin stärken: KG 12+, M 36+, B 20+, B 21+, Flüssigkeiten nähren: MP 3+, Kombinierte Wirkung: MP 6+ **Kein Moxa!**
Magen-Feuer	Fülle-Hitze durch Fehlernährung: fett, heiß, scharf, trocken, gegrillt; Alkohol, Rauchen	Hyperazide Gastritis	Brennende Schmerzen im Epigastrium, Durst, will kalt trinken, dauernd Hunger, Zahnfleischblutung/-ulzera, *ZB:* dick, gelb	Hitze entfernen: M 44-, M 45-, KG 12+/-, Magen-Qi senken: KG 13+/-, KG 12+/-, KS 6-, Geist beruhigen, Säfte nähren: MP 6+/-
Magen-Mangel-Kälte	Inneres Mangel-Kälte-Syndrom: Milz-Yang-Mangel durch chronische Fehlernährung, rohe kalte Speisen und Getränke	Chronische Gastritis	Flaues Gefühl im Epigastrium, besser durch Wärme, Essen oder Massage, müde, kalte Extremitäten, *ZK:* blaß, geschwollen, *ZB:* weiß, dünn	Magen- und Milz-Qi stärken und wärmen: KG 12*, B 20*, B 21*, M 36+/*, Qi allgemein stärken: KG 6* (Moxa auf Ingwer)
Kälte befällt Magen[77])	Innere Fülle-Kälte durch Fehlernährung: kalt, roh, Eis, dazu äußere Kälte	Akute Kälte-Gastritis	Plötzlicher Schmerz im Epigastrium, Erbrechen, Kältegefühl, *Puls:* tief, langsam, gespannt, *ZB:* weiß, dick	Magen wärmen, Kälte entfernen: M 21-/*, Magen-Qi senken: MP 4-, KG 13-, akuter Magenschmerz: M 34-
Speisenretention im Magen	Umwandlung von Fülle-Kälte in Fülle-Hitze. Überforderung des Magens, seelische Belastung beim Essen	Überfreß-Gastritis	Völlegefühl im Epigastrium, saurer Reflux, Erleichterung nach Erbrechen und Defäkation, *ZB:* dick	Magen-Qi senken: KG 13-, KG 10-, M 21-, Speisenretention auflösen: M 44-, M 45-, Magenschmerzen: M 34- (Xi-P), KP: KS 6-, MP 4-
Magen-Blutstau	Chronisches Magen-Feuer, Nahrungsretention, Leber-Qi-Stau	Blutendes Ulkus, Ösophagusvarizen	Stechender Schmerz im Epigastrium, dunkle *Hämatemesis*, *Puls:* rauh, gespannt, *ZK:* blaurot, dunkel	Magen-Qi senken: KG 10-, M 21-, Blut bewegen, Stau auflösen: M 34-, MP 10-, B 17-, B 18- (Leber!) Kein Moxa!
Aufsteigendes Magen-Qi	Organspezifische Reaktion des Magens auf alle Störungen	Erbrechen, Übelkeit, Singultus, Regurgitieren	*Sekundärsymptome* Aufstoßen, Erbrechen, Singultus, *Puls, Zunge:* je nach Ursache	Magen-Qi senken: KG 13-, KG 10-, M 21-, KP: KS 6-, MP 4-

---

[77]) Ross S.126: kältebedingte Flüssigkeitsretention im Magen

DURCHFÜHRUNG EINER AKUPUNKTURTHERAPIE - SYNTHESE

Dreier-Regel der Wiener Schule

> ***Dreier-Regel nach Meng: 1. Meridian? 2. Organ? 3. Modalitäten?***
> Die Fragen nach 1. **Meridian** und 2. **Organ** beziehen sich auf den **Behandlungsort**
> die Frage nach 3. **Modalitäten** - Begleitumständen - auf die **Behandlungstechnik**

Befunderhebung nach der Dreier-Regel der Wiener-Schule

1. Anamnese - z.B. die 16 Fragen des Wang Xuetai, Beobachtung der äußeren Erscheinung
2. Palpation: erkrankte Region, Zustimmungs-, Alarm-, He- (Ho)-, Ohr-Punkte
3. Zungendiagnostik: besonders bei psychosomatischen Erkrankungen
4. Pulsdiagnostik: nur allgemein; wichtig für Syndrome

Akupunkturtherapie nach der Dreier-Regel der Wiener Schule

1. WO behandeln? Betroffener Meridian? Wo ist der Schmerz an der Haut, im Bewegungsapparat? Welcher Meridian ist **betroffen**? „Betroffen" ist ein Meridian, der durch eine schmerzhafte oder veränderte Region zieht. Ohne zusätzliche Organstörungen, bei weitgehend unverändertem Zungenbefund, ist die Krankheit „Außen", siehe 8 Prinzipien, Seite 38.
Konsequenz: **Punkt-/ Meridianwahl.**
Akupunktur: lokalisationsbezogen, das Meridianversorgungsgebiet beeinflussend.
Behandlungsregeln siehe Seite 34.

2. WO behandeln? Ist ein Organ betroffen? Dann ist die Erkrankung „Innen". *Welches Organ ist betroffen?*
- Physiologie, organspezifische Reaktionen, siehe Organlehre, Seite 54ff
- 5-Elementenlehre: über Funktionskreise Hinweise auf betroffenes Organ, Beziehungen der 5 Elemente: Viszero-Viszeralreflex, siehe Seite 19ff
- Segmentale Punkte, siehe Seite 22 und klassische organbezogene Punkte, Seite 23ff
- 3 Etagen des Dreifachen Erwärmers (3 E): oberer Erwärmer: Respiration; mittlerer Erwärmer: Verdauung; unterer Erwärmer: Urogenitale
- Mikrosysteme: holographisches Prinzip - z.B. Veränderungen des Zungenbildes

Akupunktur: organbezogen: AP, ZP, QuP, unterer He-P
Behandlungsregeln siehe Seite 34.

3. WIE behandeln? Modalitäten: Begleitumstände
- *8 Prinzipien* siehe Seite 37ff:
  - Außen: Akupunktur Therapie der Wahl/ Innen: Pharmatherapie primär
  - Hitze: Hitzepunkte, kein Moxa/ Kälte: Moxa
  - Fülle: sedierende Technik/ Mangel: tonisierende Technik
  - Yang/ Yin: übergeordnetes Prinzip
- *Äußere und innere pathogene Faktoren* in der Anamnese geben: Hinweise auf betroffenen Funktionskreis, siehe Seite 19, Ort und Art der Therapie, siehe Seite 65
- *Konstitution und Kondition:* Hinweise auf Art und Stärke der Behandlung. Konstitutionstyp in der TCM Seite 36 und 8 Prinzipien - Fülle/ Mangel siehe Seite 40
- *Multimorbidität:* Kardinalpunkte und Wundermeridiane siehe Seite 59ff
- *Chronisch rebellierende Erkrankungen:* Alarmpunkt, Zustimmungspunkt siehe Seite 22
- *Verschiedene Methoden*, einzeln oder in Kombination: Nadel, Moxa, Tuina-Massage, Laser, Schröpfen, Körpertraining, Atem- und Konzentrationsübungen, z.B. Schattenboxen, Qigong, autogenes Training

Zusammenfassung nach Meng

Die Fragen 1.und 2. beziehen sich auf den Ort der Erkrankung - wichtig für Punktwahl	**1. WO? MERIDIAN?** Reflexbeziehung: viszerokutan		**2. WO? ORGAN?** Physiologie, Topographie, Segment	
Frage 3. nach Modalitäten bezieht sich auf die Art der Erkrankung - wichtig für Art der Behandlung - Reizart, Reiztechnik	**3.1. Wie?** Bioklimatische Faktoren: Wind, Hitze, Feuchtigkeit, Trockenheit, Kälte	**3.2. Wie?** Endogen psychisch: Zorn, Freude, Sorge, Trauer, Melancholie, Angst, Schreck	**3.3.Wie?** 8 Prinzipien: Außen/ Innen Hitze/ Kälte Fülle/ Mangel Yang/ Yin	**3.4. Wie?** 5 Elemente: Holz Feuer Erde Metall Wasser in ihrer Wechselbeziehung

> MERIDIAN + ORGAN + MODALITÄT = vereinfachte Diagnose der TCM nach der Wiener Schule

Beispiele für Befunderhebung in China

Die Beispiele zeigen, daß man alles bisher Gelernte für eine TCM-Diagnose braucht!
- Die 4 Untersuchungsmethoden (siehe Seite 42)
- Pathogenese und Pathologie: bioklimatische und emotionelle Faktoren, Diät, Belastungen, Trauma (siehe „Funktionskreise" Seite 19 und Pathogenese, Pathologie, Seite 52ff),
- Epidemiologie, Endemiologie (siehe „Funktionskreise", Seite 19)
- Differentialdiagnose nach pathogenen Faktoren (siehe Seite 65)
- Differentialdiagnose nach Qi-Energie und Xue-Blut (siehe Seite 66 und 62)
- Differentialdiagnose nach den inneren Organen - Zang/ Fu (siehe Seite 66ff)
- Differentialdiagnose nach den 12 Meridianen (siehe Seite 77)
- Differentialdiagnose nach den 6 Meridianpaaren (siehe Seite 79)

C

DIE SYNDROME DER 12 REGULÄREN MERIDIANE

Störungen im Meridianverlauf primär, sekundär Organstörungen. Immer Schmerzen im Meridianverlauf!

Herzmeridian

Schmerzen in der Herzgegend, im Hypochondrium und Schmerzen an der Innenseite des Oberarmes; *organspezifisch:* Rhythmusstörungen, Schlafstörungen.

Dünndarmmeridian

Schmerzen im Nacken und an der Hinterseite der Schulter und des Oberarmes, Wangenschwellung, Schwerhörigkeit[78]); *organspezifisch:* Bauchschmerzen.

Blasenmeridian

Schmerzen in Kreuz, Rücken, tiefem Rücken, Kopf, Nacken, an der Hinterseite der Beine; Nasenbluten, Rhinitis, tränende Augen durch Windexposition; Fieber[79]); *organspezifisch:* Harnverhaltung, Inkontinenz, Enuresis.

Nierenmeridian

Lumbago, Kreuzschmerzen und Schmerzen an der Innenseite des Oberschenkels, an den Fußsohlen; feuchte Fußsohlen; *organspezifisch:* Polyurie, nächtliche Pollutionen, Bettnässen, Impotenz, Menstruationsstörungen, Ödeme.

KS-Meridian

Schmerzen, Spasmen der Innenseite des Armes, Nackenschmerzen[80]), Schwellungen in der Achselregion, Druckgefühl in der Brust, Herzschmerzen; *organspezifisch:* Palpitationen.

3E-Meridian

Schmerzen retroauriculär, äußerer Lidwinkel, hintere Schulterpartie, seitlicher Arm und Ellbogen, Tinnitus, Schwerhörigkeit, Ohrenschmerzen, Ohrfluß[81]).

Gallenblasenmeridian

Schmerzen in Schläfe, äußerem Augenwinkel, Augenbraue, Fossa supraclavicularis, Achsel, Flanke, Hypochondrium, lateral am Bein; verschwommenes Sehen[82]), Tinnitus, Schwerhörigkeit[83]); *organspezifisch:* bitterer Geschmack.

---

[78]) Der Dünndarmmeridian endet vor dem Ohr
[79]) Fieber entsteht als Reaktion auf das Eindringen pathogener Faktoren von außen, das nach der Theorie der 6 Meridianpaare über den Taiyang -- Blasen- und Dünndarmmeridian -- beginnt.
[80]) Nackenschmerzen entsprechend dem Verlauf des Yang-Partners 3E.
[81]) Der 3 E-Meridian umkreist das Ohr.
[82]) Die Leber -- der Yin-Partner der Gallenblase -- öffnet sich im Auge.
[83]) Der G-Meridian umkreist wie der 3 E-Meridian das Ohr.

Lebermeridian

Scheitelkopfschmerz[84]), Augenschmerzen, Konjunktivitis[85]), Völlegefühl in der Brust, Unterbauchschmerzen, Hernien, Krämpfe im Bein, Singultus, *organspezifisch:* Launenhaftigkeit.

Lungenmeridian

Schmerzen in Schulter, Vorderseite des Armes, Fossa supraclavicularis, Halsschmerzen, Druckgefühl in der Brust, *organspezifisch:* Husten, Asthma, Hämoptysen.

Dickdarmmeridian

Schmerzen entlang des Meridianverlaufes - vorderer äußerer Aspekt von Arm, Schulter; Nackenschmerzen, Zahnschmerz, Halsschmerzen, wäßriger Schnupfen; *organspezifisch:* Borborygmus, Defäkationsstörungen: Diarrhoe, Obstipation.

Magenmeridian

Schmerzen im Meridianverlauf auf dem Bein anterolateral, Hypochondrium, Schmerzen und Druckgefühl im Hals; Fazialisparese; *organspezifisch:* Blähungen, Aufstoßen, Rülpsen, Erbrechen.

Milz/Pankreas-Meridian

Schwellung und Kältegefühl an der Innenseite von Oberschenkel und Knie; Muskelschwäche v.a. der Beine; Schmerzen im Epigastrium, *organspezifisch:* Blähungen, breiiger Stuhl, Diarrhoe, Schweregefühl, Mattigkeit; Erbrechen.

---

[84]) Ein innerer Ast des Le-Meridians endet in LG 20
[85]) Das Auge ist der Öffner der Leber.

DIE SYNDROME DER 6 MERIDIANPAARE (KORRESPONDIERENDE MERIDIANE)[86]

Die TCM spricht von „6 Meridianen", was etwas verwirrend ist, wenn man nicht weiß, daß es sich dabei um die korrespondierenden Meridiane handelt, deren Partnerschaft so wichtig ist, daß die Partner sogar einen gemeinsamen Namen tragen.

Bedeutung der 6 Meridianpaare
1. Beschreibung der Lokalisation einer Erkrankung: z.B. Kopfschmerzen:

Gesichtsschädel, Stirn	Di/M-Meridiane betroffen	Yangming-Kopfschmerz
Schläfe	3 E/ G-Meridiane betroffen	Shaoyang-Kopfschmerz
Nacken	Dü/ B-Meridiane betroffen	Taiyang-Kopfschmerz

2. Beschreibung des Weges und der Tiefe des Eindringens pathogener Faktoren - v.a. des Yin-Pathogens Kälte und dessen Transformation in Hitze - und damit der Schwere und Prognose einer Erkrankung entsprechend der TCM Vorstellung:

> Eindringen über Yang-Meridiane: Taiyang (B/ Dü) - Shaoyang (3 E/ G) - Yangming (Di/ M)
> Inneres Vordringen über Yin-Meridiane: Taiyin (Lu/ MP) - Shaoyin (H/N) - Jueyin (KS/ Le).

Die Reihenfolge erscheint ein bißchen unlogisch. Logisch wäre der Befall des Shaoyin (H/N) als letztes Stadium -- aber auch hier zeigt die TCM -- wie so oft -- liebenswerte Inkonsequenz.

Je weiter der pathogene Faktor vordringt, desto mehr organspezifische Zeichen finden sich zusätzlich zu den typischen Beschwerden im Meridianverlauf.

SYNDROME DER 8 WUNDERMERIDIANE [87]

LG-Syndrom: Bewegungseinschränkung und Schmerzen der gesamten Wirbelsäule, Opisthotonus, Kopfschmerzen, Epilepsie.

Yangqiao Mai-Syndrom: Rücken- und Kreuzschmerzen, Spasmen, Beeinträchtigung der Pronation und Außenrotation der unteren Extremität; Schlaflosigkeit, Epilepsie, Entzündungen des inneren Augenwinkels.

Dai Mai-Syndrom: Schwäche lumbal, Schwäche, Atrophie und motorische Beeinträchtigungen der unteren Extremität; Blähungen und Völlegefühl des Bauchraums, Fluor, Uterusprolaps.

Yangwei Mai-Syndrom: Fieber abwechselnd mit Schüttelfrost.

KG-Syndrom: Schmerzen in Epigastrium, Unterbauch, Genitalregion. Fluor, Menstruationsbeschwerden, weibliche und männliche Infertilität; Pollutionen, Bettnässen, Harnretention, Hernien.

Yinqiao Mai-Syndrom: Schmerzen im Unterbauch, lumbal, Hüfte; Spasmen, Beeinträchtigung der Supination und Innenrotation des Fußes; Lethargie, Epilepsie.

Yinwei Mai-Syndrom: "tiefe Syndrome", z.B. Brust-, Herz- und Magenschmerzen.

Chong Mai-Syndrom: Schmerzen, Spasmen im Abdomen, Menstruationsstörungen, weibliche und männliche Infertilität; Asthma.

---

[86]) Kubiena/ Meng/ Petricek/ Petricek: Handbuch der Akupunktur 271ff, Chen Xinnong (Hg.) (1987) Chinese Acupuncture and Moxibustion; S.312-317. Kleber S.120ff

[87]) Literatur: Chen Xinnong: Chinese Acupuncture and Moxibustion S.311f; Kubiena/ Meng/ Petricek/ Petricek: Handbuch S.274, Maciocia S.369ff; Kubiena/ Meng: Kardinalpunkte und Wundermeridiane,

EXTRAPUNKTE NEUE SYSTEMATIK[88]

Bisherige Systematik und Numerierung

Uneinheitlich!
Extra- Punkte (EP), Punkte außerhalb der Meridiane (PaM), Neu-Punkte (NeuP):
1975 Meng: Übersetzung von 110 Neu-Punkten und 171 Punkten außerhalb der Meridiane (PaM) aus dem Chinesischen, von König/ Wancura publiziert.
1975 Outline: 36 Extrapunkte (PaM + NeuP)
1987 Chinese Acupuncture and Moxibustion: 40 Extrapunkte.

System Petricek und Zeitler: Beispiel:
- Auf Meridian : G 34-1
- Nicht auf Meridian G34-01,

Problem: Viele Extrapunkte kommen und gehen!

Neue Systematik

Seit Jänner 1991 neue Systematik in China.
- 48 Punkte
- 36 davon aus der alten Tradition,
- 12 Punkte "neu".
- Vorschlag: Extrapunkte auf Meridianen werden als „M-Satellit" (*M*eridian) bezeichnet, Extrapunkte außerhalb der Meridiane als „E-Satellit" (*E*xtra).

Lokalisation

- Auf Meridianen (z.B. der PdM auf dem LG) - M-Satelliten,
- außerhalb der Meridiane: lokale Beschwerden - E-Satelliten.

Neue Nomenklatur

EX-HN (*H*ead-*N*eck)	15 Extrapunkte im Kopf- Halsbereich
EX-CA (*C*hest-*A*bdomen)	1 Extrapunkt auf dem Bauch
EX-B (*B*ack)	9 Extrapunkte auf dem Rücken
EX-UE (*U*pper *E*xtremity)	11 Extrapunkte auf Arm und Hand
EX-LE (*L*ower *E*xtremity)	12 Extrapunkte auf Bein und Fuß

Es folgt eine Auswahl der wichtigsten Extrapunkte[89])

Extrapunkte auf Kopf und Hals

EX-HN 1, Sishencong = 4 weise Götter, Weisheit der 4 Götter. 1 Cun (= 1 DB oder Schädelcun) vor, seitlich und hinter LG 20
Indikation: Kopfschmerz, Augenkrankheiten, Schwindel, Schlaflosigkeit, Hemiparese, schwaches Gedächtnis, Epilepsie, Geisteskrankheiten, psychische Störungen.

---

[88]) Literatur: Kubiena/ Meng: Die neuen Extrapunkte in der Chinesischen Akupunktur
[89]) Aus Kubiena/ Meng: Die neuen Extrapunkte in der Chinesischen Akupunktur

EX-HN 2, Name: Dangyang= der Sonne entgegen, nach vorne schauend. Auf der Stirn, in der Pupillarlinie, 1 Cun innerhalb der Haargrenze
Indikation: Synkope, Schwindel, verlegte Nase, Kopfschmerzen, schmerzhafte Rötung und Schwellung der Augen.

EX-HN 3, Yintang = "Siegelhalle" oder nach Bischko "PdM" = Point de Merveille (Wunderpunkt). Mitte zwischen Augenbrauen.
Indikation: Synkope, Schwindel, verlegte Nase, Kopfschmerzen, schmerzhafte Rötung und Schwellung der Augen.

EX-HN4, Yuyao = "Fisch-Rücken", Fischlende. Augenbrauenmitte
Indikation: Rötung, Schwellung und Schmerzen der Augen und supraorbital; Lidzucken, Blepharospasmus; lokal bei Migräne, Fazialisparese, Trigeminusneuralgie.

EX-HN 5, Taiyang = "Sonne". Schläfengrube, Schnittpunkt Verlängerung des Augenbrauenbogens mit Waagrechter vom äußerem Lidwinkel nach lateral.
Indikation: Migräne, Kopfschmerz, Konjunktivitis.

EX-HN 6, Erjian = "Ohrspitze". Höchster Punkt der Ohrmuschel ("Allergiepunkt")
Indikation: Allergie, Hemikranie, akute Konjunctivitis.

EX-HN 10, Juquan= gesammelte Quelle. In der Mitte der Raphe lingue.
Indikation: Zungenmuskellähmung, steife Zunge, Asthma bronchiale, viel Durst bei Diabetes mellitus.

EX-HN15 (Jing)bailao= hundertfache Mühe. 2 Cun kranial von der Unterkante des Dornfortsatzes C7- und 1 Cun lateral der Mittellinie.
Indikation: Husten, Schmerzen, Distorsionen des Nackens, steifer Nacken, Halswirbelsäulenbeschwerden; in China auch bei Puerperalfieber und Skrofulose.

Extrapunkte an Brust und Bauch

EX-CA 1, Zigong= Palast des Kindes, Uterus. Unterbauch, 1 Cun (1 DB) oberhalb und 3 Cun (4 QuF.) lateral des Mittelpunktes der Symphyse (Höhe von KG 3).
Indikation: Menstruationsstörungen, Sterilität der Frau; Descensus uteri: Mit B32, KG 3, M36, MP6. Pelvitis: B 23, KG4, MP9, MP10.

Extrapunkte auf dem Rücken

EX-B1, Dingchuan = Asthmapunkt. 0,5 Cun lateral der Dornfortsatzspitze C 7
Indikation: Asthma bronchiale, Bronchitis, Lähmungen der oberen Extremität, Urticaria.

EX-B 2, Huatuojiaji = Paravertebrale Punkte nach Hua Tuo. Je 17 Punkte auf jeder Seite, je 0,5 Cun paravertebral, lateral der jeweiligen Dornfortsatzspitze von D 1 bis L 5; medial von den Punkten des inneren B-Astes.
Indikation: Vorwiegend bei lokalen Beschwerden, besonders bei akuten Schmerzen und jungen Patienten, aber auch entsprechend ihrer Nachbarschaft zu den Zustimmungspunkten auf dem B-Meridian bei den jeweils zugeordneten Erkrankungen innerer Organe.

Extrapunkte auf der oberen Extremität

EX-UE 3, Zhongquan = mittlere Quelle. Grübchen zwischen Tabatière und Mitte der Handgelenkswurzel
Indikation: lokal, Magenschmerzen, Völlegefühl im Thorax, Hornhauttrübung; China: Hämoptysen, Hämatemesis.

EX-UE 4, Zhongkui = mittlerer Riese/ kräftige Mitte. Mittelfinger, dorsal, Mitte der proximalen Interphalangealgelenksfalte.
Indikation: Übelkeit, Seekrankheit, Erbrechen und Singultus

EX-UE5, Dagukong = grosser Gelenksspalt. Handrücken, Mitte des Daumengelenkes
Indikation: Erbrechen, Durchfälle; Augenkrankheiten, Augenschmerzen: Mit G20, B18, 3E23.

EX-UE6, Xiaogukong = kleiner Gelenksspalt. Handrücken, im Zentrum des Mittelgelenks des kleinen Fingers.
Indikation: Schmerzen der Fingergelenke, Augenkrankheiten, Taubheit

EX-UE 7, Yaotongxue/ Yaotongdian= Kreuzschmerzpunkt. Je zwei Punkte auf dem Handrücken: Zwischen den Metacarpalia II und III sowie IV und V, in der Mitte zwischen querer Handgelenksfurche und Metakarpophalangealgelenk.
Indikation: sehr bewährt bei Lumbalgie, besonders bei akuter. Eventuell mit B 23, B 54.

EX-UE 8, Wailaogong= äusserer Arbeitspalast. Auf dem Handrücken, zwischen 2. und 3. Metakarpale, 0,5 Cun proximal von Metakarpophalangealgelenk.
Indikation: Schwellung, Rötung, Schmerzen, Parästhesien im Bereich des Handrückens, Fallhand; Dyspepsie, Bauchschmerzen, Diarrhoe.

EX-UE 9, Baxie = die 8 Krankmacher. Je 4 Punkte auf jedem Handrücken in den Schwimmhautfalten zwischen den Metakarpalköpfchen I-IV (lockere Faust machen lassen).
Indikation: Entzündung, Rötung, Schwellung der Metakarpophalangealgelenke und des Handrückens, Spasmen-, Kontrakturen, Steifheit und Parästhesien der Finger; Hitzegefühl mit innerer Unruhe (kein Moxa!); Kopfschmerzen, Zahnschmerzen.

EX-UE 10, Sifeng = die vier Fugen. Volar, Mitte der Gelenksfalte zwischen Grund- und Mittelphalanx des 2.bis 5. Fingers.
Indikation: Magen-Darmerkrankungen, Dyspepsie bei Kleinkindern; Pertussis.

EX-UE 11, Shixuan = die zehn Ableitungen. Spitzen der 10 Finger, ca. 0,1 Cun proximal vom Nagel.
Indikation: Notfallpunkte bei Bewußtlosigkeit, Sonnenstich, Hysterie, epileptischen Anfällen.

Extrapunkte auf Bein und Fuß

EX-LE5, Xiyan (EX-LE5)= Knieaugen. Knie beugen, medial der Sehne ist das innere Knieauge, lateral der Sehne das äußere Knieauge; dieses ist zugleich auch M 35.
Indikation: Knieschmerzen, Schmerzen und Schwäche des Beines.

EX-LE 6, Dannangxue = Gallenblasenpunkt. Auf dem G-Meridian, 1-2 Cun unter G 34. (G 34: Unter dem Vorderrand des Capitulum fibulae).
Indikation: Paresen des Beines; Schwerhörigkeit; Testpunkt für Galle, Gallenblasenerkrankungen.

EX-LE 7, Lanweixue = "Appendix". 2 Cun (3 QuF) unter M 36 auf dem Magenmeridian. (M 36: 1 QuF lateral der vorderen Tibiakante, 2 QuF tiefer als der Unterrand des Fibulaköpfchens).
Indikation: Schwäche, Lähmung des Beines, Spätfolge nach Kinderlähmung.
"Appendixpunkt": Testpunkt für Appendizitis; Notfallpunkt für Appendizitis (Skihütte!).

EX-LE 10, Bafeng = Die 8 Winde. 4 Punkte auf jedem Fußrücken 0,5 Cun (1/2 QuF) proximal von den Interdigitalfalten.
Indikation: Schmerzen, Rötung, Schwellung von Zehen, Fußrücken; in China: Beriberi.

EX-LE12, Qiduan= Ende von Qi. An den Spitzen der 10 Zehen. Knapp 0.1 Cun vom Nagel entfernt. Es sind links und rechts zusammen 10 Punkte.
Indikation: Parästhesien der Zehen, schmerzhafte Schwellung des Fußrückens, Blutstau im Kopf; in China Beriberi.

DIE MUSKULOTENDINÄREN MERIDIANE - MTM

Stichworte:
- stellen ein interessantes Denkmodell dar
- sind Teil der 12 Hauptmeridiane
- repräsentieren Funktions- bzw. Muskelketten - kinetische Ketten (O.Bergsmann/A.Meng, 1982)
- Verbindung aller Gelenke und Knochen
- keine direkte Organzuordnung
- Beweis für Existenz: Deqi-Gefühl auch bei Gelähmten auslösbar.
- Einsatz: Akupunktur der Triggerpunkte, verschiedenen Stichtechniken, Krankengymnastik, Tuina-Therapie (TCM-Massage), Eutonie, Feldenkrais, Taiji quan, etc.
- Verlauf: entlang von Muskelketten.
- Eröffnung: Punktion von Jing-Punkten[90])

Das Denkmodell der MTM liegt der von Nell verfeinerten und ausgearbeiteten Akupunktur der Triggerpunkte bei der Behandlung myofaszialer Schmerzen zugrunde.

Triggerpunkte in der Akupunktur - Behandlung myofaszialer Projektionsschmerzen von Wilfried Nell[91]

In der TCM sind die MTM über den 12 Meridianen liegende oberflächliche Leitbahnen, welche ausschließlich Bezug zu den sogenannten „äußeren" Erkrankungen haben, also zu den Beschwerden im Stütz- und Bewegungsapparat. Gestochen werden sämtliche spontan- bzw. drucksensiblen Punkte (Ashi-Punkte), sowie Punkte an den Akren (Jing-Punkte). Wenn auch unpräzise und wahrscheinlich unbewußt, erscheint hier schon die Vorstellung kinetischer Ketten.

In modernerer Sicht korrelieren myofasziale Projektionsschmerzen mit einem gestörten Vertebron. Der Begriff Vertebron umfaßt bekanntlich die funktionelle Einheit von Wirbel, Bandscheibe, Gelenkskapsel, Bändern und Muskeln. Falls eine Komponente dieses sich funktionell bedingenden und untereinander abhängigen Systems nozizeptiv wird, können alle anderen ebenfalls nozizeptiv werden. Die beteiligten Muskeln verkürzen und verdicken sich und produzieren nun typische Schmerzmuster (referred pain), zum Teil auch durch direkte Kompression von Nerven. Schon die Bewegungseinschränkung und der vom Patienten angegebene Schmerz, welcher häufig beträchtlich entfernt von der Wirbelsäule empfunden wird, geben dem Therapeuten Hinweise auf den Ursprung der Störung. In den betroffenen Muskeln ertastet er druckschmerzhafte Verhärtungen und inseriert seine Nadeln in die empfindlichsten Stellen, d.h. in die Triggerpunkte. Druck auf die Triggerpunkte bzw. deren Nadelung reproduzieren nicht selten das vom Patienten angegebene Schmerzmuster. Der Arzt versucht also durch Entspannung der Muskelkomponente wieder den Normalzustand herzustellen. Dieser „referred pain" ist bei allen Individuen annähernd ident. Tatsächlich sind jedoch fast immer mehrere Muskeln betroffen, zumeist Synergisten aber auch Antagonisten, so daß sich die typischen Schmerzmuster überlappen können. Eventuelle zu nadelnde Fernpunkte ergeben sich unschwer aus dem peripheren Schmerzverlauf.

---

[90]) Jing-Punkte = Brunnen-Punkte an den Akren, ältere Transkription: Ting-Punkte.
[91]) Literatur: Nell: Triggerpunkte

SCHÄDELAKUPUNKTUR NACH ZEITLER

Nach einer Übersetzung von A. Meng modifizierte H. Zeitler die chinesische Version der Schädelakupunktur (entdeckt von einem Neurologen in der Provinz Jiangxi) für westlichen Gebrauch. In China werden lange Nadeln subkutan eingstochen und entlang ganzer Zonen vorgeschoben, elektrisch stimuliert und manuell manipuliert. Im Wesentlichen besteht die Modifizierung in der Stichtechnik: nicht tief subkutan, sonder schräg abgesetzt - wie Alleebäume - entlang der zu behandelnden Zone. Das bedeutet mehr Nadeln, aber weniger tief Stechen und weniger Manipulation der Nadeln.

Generell sind die Sonderzonen, wie Schädel, Hand, Ohr, Fuß, Mundschleimhaut etc so zu verwenden wie die Fernpunkte eines Akupunkturprogrammes.

Die entsprechenden Reflezonen zeigen bestimmte Zeichen (Druckschmerzhaftigkeit, anderer Hautwiderstand etc) im Falle einer somatischen Störung; Ihre Akupunktur bewirkt eine Änderung der Regulation in der korrespondierenden Körperregion.

In der Schädelakupunktur nach Zeitler entsprechen die Zonen der Funktion der darunterliegenden Hirnregion[92]).

Orientierungspunkte und Orientierungslinien

Orientierungspunkte

Punkt A: 0,5 cm hinter dem Mittelpunkt der Verbindungslinie zwischen PdM ch und Protuberantia externa (LG 20)

Punkt B: Schnittpunkt zwischen Verbindungslinie zwischen höchstem Punkt der Augenbraue / Protuberantia externa und einer Senkrechten durch die Mitte des Arcus zygomaticus (ca. 1/2 cm über dem Arcus zygomaticus)

Orientierungslinien und Behandlungszonen

Motorikzone von A nach B: wichtigste Orientierungslinie!
Antiparkinsonzone: 3,0 cm *vor* der Motorikzone.
Vasomotorikzone: 1,5 cm *vor* der Motorikzone.
Sensibilitätszone: 1,5 cm h*inter* der Motorikzone
Innenohr - Schwindel und Hörzone: 1,5 cm über Ohrspitze, je 2 cm nach frontal und dorsal.
Sprachzonen:
- ***Sprachzone I:*** (motorische Aphasie) unteres Fünftel der Motorikzone.
- ***Sprachzone II:*** (sensorische Aphasie Wernicke) eine 3 cm lange vertikale Zone. parallel zu LG, von 2 cm okzipital vom Tuber parietale abwärts, auf einer Vertikalen durch den Hinterrand des Mastoids.
- ***Sprachzone III:*** (sensorische und Lichtheimsche Aphasie) 1,5 cm über Ohrspitze, von dort 4 cm nach hinten.

---

[92]) Im Gegensatz dazu Yamamoto: Der Schädel als Somatotopie

Apraxiezone: Zentrum: Tuber parietale. Von hier 3 Linien (je 3 cm): 1 Senkrechte, und dazu nach vorne und nach hinten je eine Linie in einem Winkel von 40 Grad.

Beinmotorik und -sensibilität: 3 cm parallel zu LG, von der Sensibilitätszone nach okzipital.

Sehzone: 4 cm lange Zone, parallel zum und 1 cm lateral von LG, von der Protuberantia occ. ext. nach okzipital.

Zerebellare Gleichgewichtszone: 4 cm lange Zone, parallel zum und 3,5 cm lateral von LG, von der Protuberantia occ. ext. nach okzipital.

Somatotopien:

    Magen- und Leber/ Gallenblasen-Zone: sagittal, vom Schnittpunkt Mediopupillarlinie/ Haaransatz 2 cm nach kranial

    Thoraxzone: sagittal, Mitte zwischen LG und Magen-Zone, vom Haaransatz je 2 cm aufwärts und abwärts.

    Genitalzone: sagittal, 2 cm vom Stirn- Schläfen- Haaransatzwinkel aufwärts.

SCHÄDELAKUPUNKTUR NACH YAMAMOTO (YNSA)
von Karin Stockert und Eve-Marie Wolkenstein[93]

Ende der achtziger Jahre fand der japanische Chirurg und Anästhesist **Dr. Toshikatsu Yamamoto** eine neue Somatotopie im Schädelbereich, welche äußerst wirkungsvoll sowohl bei Erkrankungen des Bewegungsapparates als auch bei funktionellen Organstörungen eingesetzt werden kann.

Hauptindikationen der Yamamoto-Schädelakupunktur = YNSA
- Schmerzhafte Erkrankungen des Bewegungsapparates, einschließlich Paresen,
- Begleittherapie bei funktionell reversiblen Erkrankungen der Sinnesorgane,
- Energieausgleich der Organsysteme nach der 5 Elementelehre.

Wirkungsweise:
Das von Yamamoto verlangte Sekundenphänomen erklärt sich, ähnlich wie bei der Ohrakupunktur, aus der Versorgung der verwendeten Areale durch Hirnnerven, besonders des N. trigeminus und N.facialis. Daraus ergibt sich eine direkte Reizleitung vom Somatotop zum ZNS.

Die YNSA unterscheidet:
- Basispunkte zur Therapie des Bewegungsapparates,
- Basispunkte zur Beeinflussung der Sinnesorgane,
- Ypsilon-Punkte für die Regulation der Funktionskreise.

Yamamoto trennt den Kopfbereich in eine *Yin* und eine *Yang*-Hälfte, wobei als Trennlinie eine Vertikale durch das Ohr zieht. In beiden Hälften liegen sowohl Basis- als auch Ypsilon-Punkte. Nach Yamamotos Erfahrung werden zur Therapie in 95 % die Punkte der Yin-Seite eingesetzt.

Basispunkte

Zur Orientierung für die Auffindung der Basispunkte A- D dienen:
- die Medianlinie des Gesichts
- die Gesichts-Haargrenze (oder dort, wo sie einmal war)

Jeder Punkt entspricht einer 2 cm langen Zone, die sich, ausgehend von der Gesichts- Haargrenze, jeweils 1 cm nach frontal, bzw. okzipital erstreckt.

Basispunkte zur Therapie des Bewegungsapparates

Basispunkt	Lokalisation	Repräsentiert
Punkt A	1/2 cm von der Mittellinie entfernt	Kopf und HWS
Punkt B	1/2 cm lateral von Punkt A	HWS, Nacken, Schultergelenk
Punkt C	In der "Geheimratsecke"	Gesamte obere Extremität
Punkt D	Ca. 1 cm kranial des Os zygomaticum, an der Schläfen-Haargrenze	Gesamte untere Körperhälfte
Punkt E	2 cm lange Zone zwischen B2 nach G 14	BWS und Thorax

---

[93]) Literatur: Yamamoto/ Maric-Öhler: Neue Schädelakupunktur

Basispunkte der Sinnesorgane

Basispunkt	Lokalisation	Indikation
Augenpunkt	Ca. 1 cm unter Basispunkt A	Alle funktionell reversiblen Augenerkrankungen
Nasenpunkt	Unterhalb des Augenpunkts	Alle funktionell reversiblen Nasenerkrankungen einschließlich der Anosmie
Mundpunkt	Unterhalb des Nasenpunkts	Erkrankungen der Mundhöhle, der Zähne und Geschmackstörungen
Ohrpunkt	Unterhalb von Zone C	Störungen der Hörfähigkeit, des Vestibulärapparates und Entzündungen des Ohres

Ypsilon-Punkte für die Regulation der Funktionskreise

Zur Auffindung dienen folgende anatomische Strukturen im Schläfenbereich
- Oberrand des Os zygomaticum
- Schläfen-Haargrenze
- Trennlinie zwischen Yin- und Yang-Zone

Jeder Ypsilon-Punkt dieser Zone wird einem Yin- oder Yang-Organ zugeordnet.
Weiters wird jedem Ypsilon-Punkt ein Areal an der Bauchdecke, nach der japanischen Bauchdecken - Hara-Diagnostik zugeordnet.

Mit einer zarten Palpationstechnik sucht der Therapeut empfindliche Punkte auf dem Bauch und ordnet diese den entsprechenden Ypsilon-Punkten am Schläfenareal zu. Die Therapie erfolgt ausschließlich in der Zone des Schläfenareals.

Die Hara-Diagnostik gibt dem Akupunkteur eine zusätzliche und relativ einfach durchführbare Möglichkeit, die Störung eines inneren Organs zu erfassen. Der Informationsaustausch zwischen Bauch und Schläfenareal zeigt sich nicht nur bei der Diagnostik, sondern auch nach der Therapie, indem palpatorisch auffällige Areale an der Bauchdecke verschwinden.
Somit kann der Arzt und selbstverständlich auch der Patient, die Effektivität der Therapie überprüfen.

Yamamoto gibt keine Kontraindikationen sowie Nebenwirkungen für seine YNSA an.
Die Methode ist mit Schul- und Regulationsmedizin kombinierbar.

Anm. der Verfasser: Nach eigenen Erfahrungen wurden bei Patienten mit Epilepsie und labiler Hypertonie Verschlechterungen beobachtet. Daher cave bei diesen Indikationen!

CHINESISCHE HANDAKUPUNKTUR[94]

Chinesische Handpunkte

1. Yaotui Dian = Lenden- und Bein - Punkt:
Zwei Punkte auf dem Handrücken, im proximalen Winkel zwischen Metacarpale II/III und IV/V.
Indikation: Akute Lumbalgie

2. Huai Dian = Knöchelpunkt
Daumen, Metakarpophalangealgelenk radial, am Farbumschlag der Haut. (Lu)
Indikation: Alle Schmerzen und Beschwerden im Sprunggelenk.

3. Xiong Dian = Brustpunkt
Daumengelenk radial, (Lu)
Indikation: Interkostalneuralgie, alle Schmerzen im Thoraxbereich z.B. Herpes Zoster, Contusio; Erbrechen, Diarrhoe, Epilepsie.

4. Yan Dian = Augenpunkt
Daumengelenk ulnar, am Farbumschlag der Haut. (Zwischen Lu und Di)
Indikation: alle entzündlichen Augenerkrankungen: Konjunktivitis, Hordeolum, Keratitis; akuter Glaukomanfall.

5. Jian Dian = Schulterpunkt
Zeigefingergrundgelenk am Farbumschlag der Haut, zwischen Di 2 und Di 3.
Indikation: alle Schulterschmerzen, besonders durch Kälte; Periarthritis humeroscapularis.

6. Qiantou Dian = Vorderkopfpunkt
Radialseite des proximalen Zeigefingergelenkes, am Farbumschlag der Haut.
Indikation: Stirnkopfschmerz, Magenkrämpfe, akute Gastroenteritis, Zehen-/ Knieschmerzen.

7. Touding Dian = Scheitelpunkt
Proximales Mittelfingergelenk, radial, am Farbumschlag der Haut. (KS)
Indikation: neuralgische Kopfschmerzen auf der Scheitelhöhe.

8. Piantou Dian = Hemikraniepunkt
Ulnarseite des proximalen Ringfingergelenkes, am Farbumschlag der Haut. (3E)
Indikation: Schläfenkopfschmerz, Migräne, Flankenschmerz, Gallenkolik.

9. Huiyin Dian = Perineum
Proximales Kleinfingergelenk, radial, am Farbumschlag der Haut. (H)
Indikation: Schmerzen im Bereich des Perineums - Fissuren, Hämorrhoiden, Furunkel.

10. Houtou Dian = Hinterkopfpunkt
Ulnarseite des proximalen Kleinfingergelenkes, am Farbumschlag der Haut. (Dü)
Indikation: Hinterkopfschmerzen, Okzipitalneuralgie, Tonsillitis acuta, Schmerzen in Wange, Arm; Aufstoßen.

---

[94]) Literatur: Kubiena/ Mosch-Kang: Koreanisch-chinesische Handakupunktur

11. Jizhu Dian = Wirbelsäulenpunkt
Zwischen Dü 2 und Dü 3, direkt über dem Grundgelenk des Kleinfingers (Dü)
Indikation: Wirbelsäulenbeschwerden z.B. nach Distorsion, Operation; Lumbage, Kokzygodynie. Tinnitus, verstopfte Nase.

12. Zuogu Shenjing Dian = N.ischiadicus-Punkt.
Handrücken, zwischen Grundgelenk 4 und 5, näher bei 4 (3E).
Indikation: Ischialgie, Schmerzen im Glutealbereich, Hüftgelenk.

13. Yanhou Dian = Pharynx, Larynx, Hals
Handrücken, zwischen Grundgelenk 3/4, näher 3 (zw. KS/3E)
Indikation: akute Tonsillitis, Pharyngitis, Laryngitis, Trigeminusneuralgie, Zahnschmerzen.

14. Jingxiang Dian = Hals- und Nacken-Punkt
Handrücken, zwischen Grundgelenk 2/3, näher 2 (zw. KS/Di)
Indikation: Zervikalsyndrom, Distorsion der HWS.

15. Weichang Dian = Magen/Darm-Punkt
Handfläche, Mitte zw. KS 7 und KS 8 (KS)
Indikation: Gastroenteritis acuta et chronica, Ulcus duodeni und ventriculi, Dyspepsie, Askariden im Gallentrakt.

16. Kechuan Dian = Husten und Asthmapunkt.
Handfläche, Ulnarseite Zeigefingergrundgelenk
Indikation: Bronchitis, Asthma bronchiale, Kopfschmerzen (neuralgisch).

17. Yeniao Dian = Nykturiepunkt (H)
Handfläche, Mitte der distalen Gelenksfalte Dig.V
Indikation: Nykturie, Polakisurie.

18. Zugen Dian = Fersenpunkt (KS)
Handfläche, Mitte zw. Hand 15 und KS 7 bzw. Lebenslinie,
Indikation: Schmerzen im Bereich der Ferse.

Extrapunkte der Hand
Siehe Extrapunkte, Seite 82f

KOREANISCHE HANDAKUPUNKTUR von You-Song Mosch-Kang[95]

Definition
Akupunkturtechniken an der Hand.

Meridianprojektion
Die Handfläche entspricht der Vorderseite, der Handrücken der Körperrückseite. Der Mittelfinger repräsentiert den Kopf, Zeigefinger und Ringfinger entsprechen den oberen Extremitäten, Daumen und kleiner Finger den unteren Extremitäten. Hält man die Hände mit den Handfläche nach vorne und mit den Fingerspitzen nach oben, und teilt man den Mittelfinger entlang der Medianlinie, befindet sich rechts davon die rechte und links davon die linke Körperseite. Die Handfläche entspricht dem Abdomen. Die Meridiane werden als Kimek bezeichnet (nichts anderes als auf Chinesisch Qi Mei = Meridiane, Gefäße des Qi, der Lebensenergie).

Organprojektion
Auch die Körperregionen und die einzelnen Organe projizieren sich in die Hand.

Drei Therapieformen
1. Korrespondenztherapie: Nadelung von Projektionsstellen an der Hand.
2. Basistherapie: fixe Punktekombinationen bei bestimmten Krankheiten.
3. Organtherapie: Punktwahl entsprechend Energiemangel oder -überfluß in einzelnen Organen aufgrund der folgenden Untersuchungsmethoden.

Untersuchungsmethoden
1. Yin-Yang-Pulsdiagnostik (Um-Yang Mekchin Bop): Karotispuls stärker als Radialispuls: Yang-Organ-Erkrankung, Radialispuls stärker als Karotispuls: Yin-Organ-Erkrankung.
2. Bauchdeckenuntersuchung:

Empfindlich	Diagnose
Punkte 2 Cun lateral des Nabels	Yang-Überfluß
Punkte 4 Cun lateral des Nabels	Yin-Überfluß
Region KG 4/ KG 5	Überfluß an Nieren-Energie

Verschiedene Techniken der koreanischen Handakupunktur
1. Nadeln mit winzigen Spezialnadeln oder mit feinen Ohrnadeln, ev. mit Applikator
2. Moxatherapie mit kleinen Moxazigarettenstücken auf Klebeplättchen
3. T-Chim-Nadeln: Kleine Dauernadeln mit Pflasterfixierung bleiben über Stunden
4. Magnetisierung
5. Elektrostimulation
6. Ap-Bong-Methode: Selbstbehandlung in Korea üblich, sinnvoll bei chronischen Erkrankungen: vorgefertigte Heftpflaster mit stumpfem Dorn werden fixiert und mehrere Stunden belassen
7. Laser

---

[95]) Literatur: Kubiena/ Mosch-Kang: Koreanische und chinesische Handakupunktur, Yoo Tae-Woo: Die koreanische Handakupunktur

MUNDAKUPUNKTUR von Ursula Völkel-Petricek

Die Mundakupunktur, die auf Forschungsergebnissen Volls und Kramers basiert, wurde von J.M. Gleditsch durch einen Zeitraum von zehn Jahren erprobt und systematisiert.

Voll hat mit bioelektrischen Meßmethoden nachgewiesen, daß sich das Hautpotential bei der zahnärztlichen Tätigkeit an bestimmten Zähnen an ganz bestimmten Hautakupunkturpunkten ändert. Umgekehrt wurde durch Beobachtung festgestellt, daß bei Störungen innerer Organe in ganz bestimmten Odontonen Veränderungen entzündlicher und degenerativer Art auftreten.

Odonton: Zahn, sein dazugehöriger Zahnhalteapparat, also Alveole und Sharpeysche Fasern, und das umliegende Gingivaareal. In Form eines kybernetischen Regelkreises ist der Zahn und seine Umgebung in die uns bekannten Funktionskreise eingeordnet.

Bezeichnung der Mundakupunkturpunkte

Vestibulumpunkte und *Retromolarpunkte:* Bezeichnet werden diese Punkte mit der Zahl, die den dazugehörigen Zahn auch in der Zahnheilkunde bezeichnet:

Bezeichnung des Quadranten: 1=rechts oben, 2=links oben, 3=links unten, 4=rechts unten; danach die Zahl des Zahnes, also z.B. 11 =rechter oberer Einser (Schneidezahn), 38= linker unterer Achter.
Vorgestellt bekommt diese Zahl ein O für oral.

Die Retromolarpunkte werden mit der Ziffer 9 bezeichnet für die Lokalisation hinter dem letzten Zahn, dem Achter oder Weisheitszahn (O19,O29, O39,O49).
Eine weitere Einteilung wird mit den Buchstaben b=bukkal, d=distal, p=palatinal und l=lingual getroffen.

Lage der Mundakupunkturpunkte

Vestibulumpunkte: an der Wangen- bzw. Lippenschleimhaut gegenüber der Zahnkronen, ca. 1 - 1,5 cm von der Umschlagfalte entfernt. Im Molarengebiet rücken sie etwas näher an die Umschlagfalte heran.
Retromolarpunkte: im Oberkiefer, dicht gedrängt um den Tuber maxillae, bukkale Schleimhaut der Umschlagfalte.
im Unterkiefer entlang der Linea obliqua und der bukkalen Wangenschleimhaut.

Zuordnung zu den Funktionskreisen

Funktions-kreis	Odontone	Oberkiefer	Unterkiefer
N/B	Odontone der 1er und 2er	11, 21, 12, 22	31, 41, 32, 42
Le/G	Alle vier Canini (Eckzähne)	13, 23	33, 43
M/MP	4er, 5er, 6er, 7er -- kreuzen sich mit Lu/ Di!	16,17, 26,27	34, 35, 44, 45
Lu/ Di	Kreuzen sich mit M/ MP	14,15, 24, 25	36, 37, 46, 47
H/Dü	alle 8er	18, 28	38, 48
3E/KS	Retromolargebiet und dazugehörige seitliche Wangenschleimhaut	19, 29	39, 49
LG/KG	Setzen sich mit den Endpunkten von LG und KG in der Medianen der Ober- und Unterkiefer-Schleimhaut fort	LG 27, LG 28	KG 24

Die Retromolarpunkte

1. *Funktionelles Zentrum*: Alle Punkte der Funktionskreise liegen sehr eng beisammen
2. *Nähe zur Halswirbelsäule*: Störungen der HWS ausgezeichnet behandelbar. Die Druckempfindlichkeit dieser Punkte korreliert sehr oft mit den Adlerschen Druckpunkten.
3. *Hormonelle Regulation*: Zu allen Funktionskreisen des Vestibulums kommt der 3E-Meridian hinzu.
4. *Starke psychische Wirkung:* Nähe der letzten Vestibulumpunkte H/Dü, (entspricht dem Gebiet der 8er). Störungen in diesem Gebiet können besonders weitläufige Funktionsstörungen bewirken.! (impaktierte Weisheitszähne, Restostitiden nach Extraktion oder Zysten!)
5. *Enge Verbindung zum lymphatischen System des HNO-Bereiches:* Sinusitiden, Trigeminusneuralgien, Kiefer- und Gesichtsschmerzen, Ohrenerkrankungen von diesen Punkten aus besonders gut therapierbar.

Technik der Mundakupunktur

Palpation der Wangen- und Lippenschleimhaut mit der Fingerkuppe mit leichtem Gegendruck von außen: Sensibilitätsunterschiede, druckempfindliche Areale, Quellungszustand, Veränderungen der Schleimhaut und des darunterliegenden Gewebes. Cave: Verletzungen und andere mechanisch oder entzündlich ausgelöste Läsionen! (Prothesendruckstellen).

Nachpalpation mit einer dünnen Knopfsonde, Punktum maximum ist der Akupunkturpunkt.

Therapie

Kopf des Patienten abstützen!

Aspirationsgefahr! In der Mundhöhle keine Nadeln setzen. *Injektionsakupunktur*; d.h. injizieren von Lokalanästhetika, homöopathischen Injektionslösungen oder physiologischer Kochsalzlösung knapp unter die Schleimhaut.

Kleine Quaddeln von 0,2-0,4 ml durch flaches Einstechen mit dünnen Schleimhautnadeln (20er-Nadel) für den Patienten nahezu schmerzfrei.

Empfehlung: Xylocain oder Procain 1%ig eventuell verdünnt 1:1 mit physiologischer Kochsalzlösung. Xyloneural 1%ig   CAVE: Allergie testen.

Lasertherapie, bei Kindern. 2-4 Punkte pro Sitzung 5-10 Sekunden lang.

Nach der Injektion sollte nachpalpiert werden, die Druckempfindlichkeit sollte vollkommen verschwunden sein.

Wirkung der Mundakupunktur

Sekundenphänomene, Erstverschlimmerungen. Meist starker regulatorischer Impuls auf den Funktionskreis durch starke Innervation der Mundschleimhaut. Nähe des Ganglion pterygopalatinum: Cholinerge, adrenerge und sogenannte VIP-Fasern (vasoactive intestinal polypeptide).

Nebenwirkungen: Wie bei allen Herdsanierungsmaßnahmen Kollapsgefahr.

Die Odontone und ihre Funktionskreise

Element	Feuer	Erde	Metall	Holz	Wasser	Wasser	Holz	Metall	Erde	Feuer
Funktion, Vegitativum	Psyche	Verdauung	Atmung	Stoffwechsel, Hormone	Ausscheidung	Ausscheidung	Stoffwechsel, Hormone	Atmung	Verdauung	Psyche
Komplexe Funktion	Denken	Essen	Trauer, bedrückt sein	Bewegung	Sex. Aktivität, Animo, Energie	Sex. Aktivität, Animo, Energie	Bewegung	Trauer, bedrückt sein	Essen	Denken
Äußerer Faktor	Hitze	Feuchtigkeit	Trockenheit	Wind	Kälte	Kälte	Wind	Trockenheit	Feuchtigkeit	Hitze
Emotion	Freude	Sorge	Trauer	Zorn	Angst	Angst	Zorn	Trauer	Sorge	Freude
Lymphgebiet	Tons. ling.	Lymphgebiet d. Larynx	Lymphgebiet d. Tuba audit.	Tons. palatina	Tons. pharyngea	Tons. pharyngea	Tons. palatina	Lymphgebiet d. Tuba audit.	Lymphgebiet d. Larynx	Tons. ling.
Kopfhöhle	Mittelohr	Sinus maxill.	Sinus ethmoid.	Sinus sphenoid.	Sinus frontalis	Sinus frontalis	Sinus sphenoid.	Sinus ethmoid.	Sinus maxill.	Mittelohr
Öffner	Zunge	Mund	Nase	Auge	Ohr	Ohr	Auge	Nase	Mund	Zunge
Gelenk	Schulter, Ellbogen, Hand ulnar	Kiefergelenk, Knie vorne	Schulter, Ellbogen, Hand rad., Großzehe	Hüfte, Knie, Fuß	Knie hinten, Kreuz-, Steißbein, Fußgelenk	Knie hinten, Kreuz-, Steißbein, Fußgelenk	Hüfte, Knie, Fuß	Schulter, Ellbogen, Hand rad., Großzehe	Kiefergelenk, Knie vorne	Schulter, Ellbogen, Hand ulnar
Gewebe	Subcutis	Bindegewebe	Haut+Anhang	Muskel	Knochen	Knochen	Muskel	Haut+Anhang	Bindegewebe	Subcutis
Segment	C8; TH5, 6, 7; S1, 2, 3	TH11,12; L1	C5, 6, 7; TH2, 3, 4; L4, 5	TH8, 9, 10	L2, 3; S3, 4, 5	L2, 3; S3, 4, 5	TH8, 9, 10	C5, 6, 7; TH2, 3, 4; L4, 5	TH11,12; L1	C8; TH5, 6, 7; S1, 2, 3
Organ	Herz, Duodenum	Magen, Pankreas	Dickdarm, Lunge	Gallenblase	Urogenitale	Urogenitale	Gallengänge	Dickdarm, Lunge	Magen, Pankreas	Herz, Duodenum
Meridian	H/Dü s.o.	M/MP	LU/Di	Le/G	N/B	N/B s.o.	Le/G s.o.	M/MP wie 26, 27	Lu/Di wie 24, 25	H/Dü s.o.

R	18	17	16	15	14	13	12	11	21	22	23	24	25	26	27	28	L
	48	47	46	45	44	43	42	41	31	32	33	34	35	36	37	38	

KURZE EINFÜHRUNG IN DIE OHRAKUPUNKTUR von Rudolf Bucek

Schon die traditionelle chinesische Akupunktur setzte seit ca. 3 Jahrtausenden im Rahmen der herkömmlichen Meridianlehre etwa 20 Ohrpunkte erfolgreich ein. Die entscheidende Erkenntnis, daß die Ohrmuschel eine Somatotopie darstellt, verdanken wir jedoch dem französischen Arzt und Forscher Dr. Paul Nogier aus Lyon. Nogier nannte diese spezialisierte Form der Ohrakupunktur Aurikulotherapie, machte sie seit 1951 in vielen Ärzteseminaren und Publikationen bekannt und wies damals schon auf die Wirkung über sehr kurze, leistungsfähige Hirnnervenbahnen (N V, VII, IX, X), sympathische Fasern und Fasern aus C2 und C3 sowie auf Verbindungen zu Thalamus, Hirnstamm und Großhirnrinde hin.

Die oft besonders rasche und therapeutisch sehr beeindruckende Heilwirkung der Aurikulotherapie kann heute bereits durch die Embryologie erklärt werden. Kurz vor Ende des 1. Lunarmonates tritt die Zellgruppe der Blastophoren auf, die den räumlichen Aufbau des Embryos mit Hilfe einer Art holographischen Lasersystems steuert. Sie liegen anfangs im Bereich der 1. Kiemenspalte nahe der Ohranlage und wandern später zum Thalamus, mit dem sie anschließend verschmelzen. Es entsteht so eine sehr kurze und wirksame Verbindung der Ohrmuschel mit Hirnstamm, Thalamus und Großhirnrinde. Eine wichtige Rolle spielt auch die Tatsache, daß Gehörgang und Ohrmuschel die einzigen Stellen des Körpers sind, wo der N. vagus mit seinem Ramus auricularis an die Körperoberfläche tritt. Sympathische Fasern aus dem V., VII., und IX. Hirnnerven erreichen die Ohrmuschel über die perivaskulären sympathischen Geflechte. Weiter wird die Ohrmuschel auch noch aus Fasern von C2 und C3 innerviert. Diese für ein so kleines Gebiet überreiche nervale Versorgung ist die neurologische Basis der Ohrpunkte.

Unter Berücksichtigung der neuen Erkenntnisse der Neurophysiologie ergibt sich so eine Fülle diagnostischer, aber auch therapeutischer Möglichkeiten. Die „Wiener Schule der Ohrakupunktur" nach Bischko, Kropej, Bucek und Nell benützt nun alle Möglichkeiten der französischen, chinesischen und russischen Schule der Ohrakupunktur, klärt die von verschiedenen Autoren beklagten Widersprüche in Lokalisation und Nomenklatur der 3 Schulen auf und zeigt, daß alle drei Schulen sehr wertvolle und risikoarme Möglichkeiten in Diagnostik und Therapie bieten.

Im Prinzip liegt eine Projektion des Körpers in die Ohrmuschel vor - ähnlich der des Homunkulus in der vorderen und hinteren Zentralwindung (wie bei Rasmussen). Der so erhaltene klar gegliederte Aufbau begünstigt die Darstellung der wichtigsten Körperzonen und ihrer korrespondierenden Ohrpunkte. Diese optisch sehr ansprechende Somatotopie erleichtert das Verständnis der Ohrpunkte und damit das Erlernen der ca. 120 Punkte ungemein.

Die Ohrakupunktur (Aurikculotherapie) verwendet unter Berücksichtigung der Somatotopie des Körpers die in der Ohrmuschel mittels Druckschmerz oder besser durch Messung des im Erkrankungsfall signifikant veränderten elektrischen Widerstandes nachweisbaren Korrespondenzpunkte der verschiedenen Körperorgane und Körperzonen zu diagnostischen und/oder therapeutischen Zwecken, analog zur Körperakupunktur. Sie ist ganzheitlich ausgerichtet und - wie die Körperakupunktur - eine Regulationstherapie. Die Analgesie (besser Hypalgesie) von der Ohrmuschel aus, die beim Besuch Präsident Nixons in China weltweit Schlagzeilen machte, ist sicherlich eine eigenständige chinesische Entwicklung. Sie wurde ab 1972 von westlichen Ärzten übernommen und weiterentwickelt. Sie gab auch wesentliche Anstöße für die Schmerzforschung. Die erste Ohrakupunkturanalgesie im Westen wurde von Bischko und Mitarbeitern an der Wiener Poliklinik durchgeführt. Sie brachte der Österreichischen Gesellschaft starke Publizität und viele neue Mitglieder.

Projektion der Wirbelsäule, der Extremitäten, Knochen und Gelenke

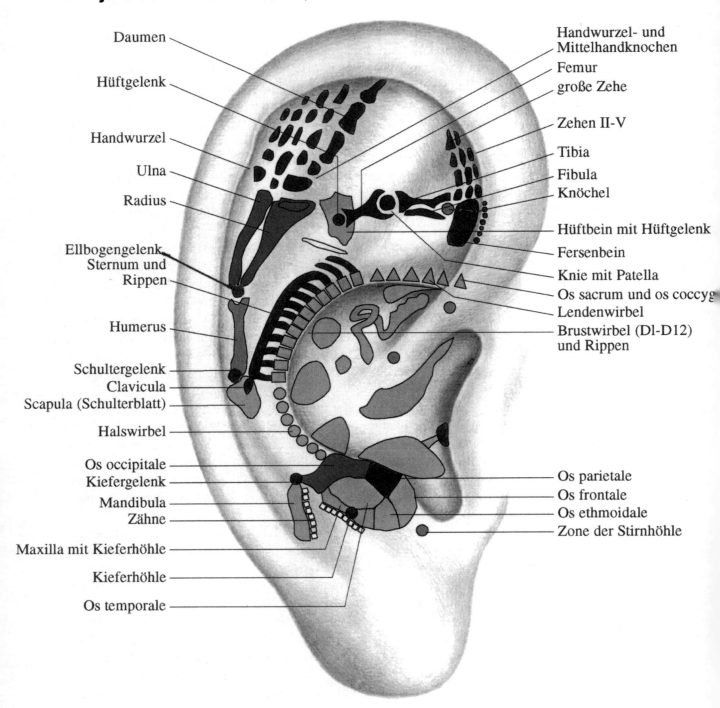

Aus: Bucek, Rudolf (1994), Lehrbuch der Ohrakupunktur. Eine Synopsis der französischen, chinesischen und russischen Schulen; Karl F. Haug Verlag, Heidelberg, S. 39

INDEX

5 Elemente 11; 16; 19; 24; 49; 53; 75; 76; 87
5 heiße Herzen 42; 63
8 Prinzipien 5; 33; **37**; 46; 49; 66; 75; 76
Absenkung 57
Abwehr 21
Abwehr-Qi 13; 37; 40; 57; 62; 67
Afterbrennen 67
Akutpunkte 26
Alarmpunkt 8; 22; 25; 34; 45; 75
Alkohol 67; 70; 74
Altersschwäche 74
Alzheimer 63; 68
Anaemia perniciosa 74
Analprolaps 68; 73
Anämie 14; 28; 70; 71
Anamnese **44**
Anfall 19; 61; 71; 82
Angina pectoris 71
Angst 19; 36; 52; 58; 76
ängstlich 71
Antike Punkte 16; 24
Appetit **44**
Appetitlos 16; 44; 48; 72; 73
Appetitlosigkeit 16; **44**
Aroma 54; 55; 56; 57; 58
Asthma 9; 21; 22; 28; 66; 67; 69; 78; 79; 81; 90
Atmung 13; 20; 28; 39; 40; 43; 48; 51; 57
    Einflußreicher Punkt für Atmung 28
aufsteigendes Herz-Feuer **72**
aufsteigendes Leber-Feuer **70**
aufsteigendes Leber-Yang 54; 70
aufsteigendes Magen-Qi **74**
aufsteigendes Yang 58
Aufstoßen 16; 20; 52; 56; 70; 74; 78; 89
Auge 19; 21; 43; 54; 60; 70; 77; 78; 79; 80; 81; 82; 85; 88; 89
    Rötung 70
Außen **62**
Außen/ Innen 32; 34; **38**; 46; 47; 64; 76
Außen/ Innen-Regel 32
Äußere pathogene Faktoren 19; 52; **65**
Äußerer pathogener Faktor 54; 55; 56; 57; 58
außerordentliche Organe 59
Auswurf 67
Avitaminose 73
AZ/ EZ 33; 38; 40; 48; 49

Basis stärken 63
Bauchdecken-Diagnostik
    koreanische 91
    nach Yamamoto 88
Bauchschmerz 68; 72; 77; 82
    dumpfer 68
Bauchschmerzen 68; 72; 77; 82
befeuchten 15; 57; 62; 65; 67

Betroffenes Organ 49
Betroffener Meridian 31; 49
Bewußtseinsstörung 55
Blasen-Qi-Mangel **69**
Blasensteine 69
Blut **14**; 20; 41
    Einflußreicher Punkt für Blut 28
    Menge und Viskosität 15
    Pathologie 14
    TCM-Funktionen 14
    Umwandlung von Nahrungs-Qi in Blut 20; 55
Blutbildung **14**; 20; 21; 56; 71
bluten lassen 40
    Technik, Indikation, Kontraindikation 51
Blut-Fluß 15; 20
Blutgefäße 13; 14; 15; 20; 55; 57
    Einflußreicher Punkt für Blutgefäße 28
Blutgefäßsystem 31
Blut-Hitze 14; 44; **63**; **64**; 73
Blutig schröpfen 40; **51**
Blutkreislauf 41
Blut-Mangel 14; 44; **63**; **64**
Blut-Produktion 13; 20; 56
Blutspeicher 59; 61
Blut-Stau 14; **63**; **64**
Blutung 14; 21; 52; **56**; 63; 64; 73
Blutungen
    Darm 73
    Mangeltyp 73
Blutungsneigung 21; 56
Blutverlust 61; 67
Blutzirkulation 14; 36
Bronchitis 67; 81; 90
brüchige Nägel 70

cholerisch 20; 54
Cholezystitis 71; 73
Chong Mai 29; 44; 59; 60; 61; 79
Colitis 61; 68
Crohn 68

Dai Mai 29; 59; 60; 61; 79
Darmerkrankungen 68; 82
Darmgeräusche 72
Darminfektion 73
Defäkation
    erschwert 67
    nachher erleichtert 68
    nachher erschöpft 68
    nachher kollapsig 68
Delir 63; 64
Depression 27; 54; 69
depressiv 20; 36; 54
Deqi-Gefühl 50; 51; 62; 84
Dermatosen 14; 60; 65; 73

Deszensus 73
Diabetes 56; 74; 81
Diarrhoe 20; 21; 27; 28; 39; 56; 61; 65; 68; 72; 73; 78; 82; 89
    chronische 68
    Kältediarrhoe 68; 72
Diätfehler 44; 67; 68; 71; 72
Dickdarm-Kälte-Qi-Stau 68
Dickdarm-Kollaps 68
Die Muskulotendinären Meridiane (MTM) 84
Disharmonie 10; 52
Dominiertes System 20; 54; 55; 56; 57; 58
Drehbewegung 61
Dreier-Regel 33; 49; 75
Du Mai 60
Dünndarm-Mangel-Kälte 72
Dünndarm-Qi- und -Schleimstau 72
Durchgangspunkte 23; 49; 59
Durst 44; 72; 74; 81
Dysmenorrhoe 44; 54
Dyspepsie 28; 48; 72; 73; 82; 90
Dyspnoe 20; 21; 58; 66

Eifersucht 69
Einflussreicher Punkt (EP) 28
Einstichrichtung 50
Einstichwinkel 50
Elektrische Stimulation 51
    Indikation, Frequenz 51
Element 11; 16; 19; 24; 43; 44; 49; 53; 54; 55; 56; 57; 58; 75; 76; 87
Emotion 15; 20; 21; 31; 36; 38; 47; 54; 55; 56; 57; 58; 68; 70; 72
Emphysem 66
Energiebasis 59
Energiemangel 13; 21; 58; 91
Energieumlauf 32
Enteritis 68
Entscheidungsschwäche 69
Entwicklungsstörung 14; 21; 58; 63; 68
Enuresis 69; 77
Epilepsie 79; 80; 88; 89
Erbanlagen 14
Erbrechen 27; 28; 52; 56; 60; 61; 65; 70; 72; 74; 78; 82; 89
Erde 19
Ergrauen 63; 68
Erkältung 62; 67
Ernährungsstörungen 56
Erschöpfung 14; 27; 41; 42; 68; 71; 73
Exanthem 63; 64
Exsikkose 15; 67
Extrapunkt 9; 26; 68; 80; 81; 83; 90
Extrapunkte 80

Farbe 19; 39; 43; 46; 54; 55; 56; 57; 58
    Zungenkörper 46
Fehlernährung 38; 67; 68; 72; 73; 74
feuchte Hitze im Dickdarm 68
feuchte Hitze in der Blase 69

feuchte Hitze in der Milz 73
feuchte Hitze in Leber und Gallenblase 71
feuchte Kälte im Dickdarm—Fülletyp 68
feuchte Kälte im Dickdarm—Mangeltyp 68
feuchte Kälte in der Blase 69
feuchte Kälte in der Milz 73
feuchter Schleim in der Lunge 67
Feuchtigkeit 48; 62; 71
Feuer 19; 62
Fieber 38; 39; 43; 48; 60; 62; 65; 67; 69; 77; 79
Flankenschmerz 71; 89
Flüssigkeit 57
Flüssigkeitshaushalt 21
Flüssigkeitstransformation 48; 58; 65
Frösteln 39; 44; 60; 65; 67
Fülle 62
Fülle/ Mangel 38; 40; 44; 46; 47; 64; 75; 76
Fülle-Hitze im Dünndarm 72
Funktion 53
Funktionskreise 16; 17; 19; 21; 33; 37; 43; 49; 53; 60; 61; 75; 76; 87; 88; 92; 93
Fu-Organe 53

Gallenblasen-Qi-Mangel 71
Gallenkolik 21; 89
Gastritis 16; 72; 74
Gastroenteritis 73; 89; 90
Geistesstörung 55
Gekoppelte Meridiane 32
Gelenksschmerz 61
Geruch 44
geruchsarm 44
Geschmack 19; 21; 43; 44; 56; 73; 77; 88
Geschmackssinn beeinträchtigt 73
Geschmacksstörung 56
Gesichtsfarbe 43; 48
Gesichtsödem 21; 57
Gingivitis 62
Glaukom 89
Gliederschwäche 21
Gliedmaßen
    Bewegung 54
    Konsistenz 56
Globusgefühl 61; 70
Glossitis 72
Großhirn 15; 20; 55; 61; 95
Grundsystem 35
Gruppen-Luo-Punkt 29

Haarausfall 63; 68
Hämorrhoiden 73; 89
Handakupunktur
    Chinesische 89
    Koreanische 91
Harn 58
Hautkrankheiten 27
Heiserkeit 21; 43; 57; 67
heißer Schleim in der Lunge 67
Heißhunger 44
Hemiplegie 61

Hepatitis 73
He-Punkt 8; 22; 25
Herz **19**
Herzbeschwerden 61
Herz-Blut-Mangel **71**
Herz-Blut-Stau **71**
Herzinsuffizienz 71
Herzkrankheit
 organische 71
Herz-Qi-Mangel **71**
Herz-Yang-Mangel **71**
Herz-Yin-Mangel **71**
Himmelsrichtung 19; 54; 55; 56; 57; 58
Hirn 59
Hitze 38; 39; 40; 41; 42; **62**; 63; 67; 71; 72; 73
Hitze und Trockenheit in der Lunge **67**
Hitze/ Kälte **38**
Hitzeaversion 62
Hitzegefühl 37; 39; 44; 62
Hitzewallungen 71
Hohlorgan 19
Hohlorgane
 Einflußreicher Punkt für Hohlorgane 28
Holz **19**
Hordeolum 89
Hunger ohne Eßwunsch 44
Husten 13; 20; 21; 28; 38; **43**; 52; 57; 58; 66; 67; 78; 81; 90
HWS (Halswirbelsäule) 87; 90; 93
Hyperthyreose 72
Hypertonie 70; 72; 88
Hypogeusie 44; 48

Ikterus 43; 71; 73
Ileus 72
Inkontinenz 69; 77
Innen **62**
Innere pathogene Faktoren 52; 65
Innerer pathogener Faktor 19
Interkostalneuralgie 89
Ischialgie 90

Jahreszeit 19; 54; 55; 56; 57; 58
Jing - Essenz 12; 14
Jing-Essenz 58
Jing-Mangel 63
Jinye - Körperflüssigkeit 15
Jinye - Körpersäfte 12
Jueyin 32

Kälte 38; 39; 40; 41; **62**; 67; 68
Kälte befällt Magen **74**
Kälte blockiert Leber-Meridian **71**
Kalte Extremitäten 68; 71; 73; 74
Kälteaversion 38; 62
Kältegefühl 19; 37; 42; 44; 58; 62; 65; 68; 69; 71; 73; 74; 78
Kardinalpunkt 8; 10; 29; 34; 59; 60; 75; 79
Kibler 45
Klimakterium 27; 69

Knieschmerzen 27; 83; 89
Knochen 15; 19; 20; 28; 30; 58; 63; 68; 84
 brüchige 58
 Einflußreicher Punkt für Knochen 28
Knochenmark 20
Knoten 21; 44; 54; 63; 64; 65
Kolik 13; 63; 64; 68; 70
Kollaps 68; 93
komplexe Funktion von inneren Organen 20
komplexe Funktionen 54
Konjunktivitis 62; 70; 78; 81; 89
Konstitutionstyp 36
Kopfschmerz 27; 38; 58; 65; 70; 79; 80; 81; 82; 89; 90
 Hinterkopf 89
 Scheitelhöhe 89
 Schläfenkopfschmerz 70
 Stirnkopfschmerz 89
Koreanische Handakupunktur 91
Körperflüssigkeit 15; 40; 44; 46; 55; 67
 Verteilung der Körperflüssigkeit 15
Körperoberfläche 11; 12; 13; 31; 38; 52; 54; 55; 56; 57; 58; 95
Körperseele po **57**
Korrespondierende Meridiane 32
kraftlose Unruhe 63; 71
Krämpfe 60; 61; 65; 78
Krankheitsursachen
 Innere und äußere pathogene Faktoren **52**
Kreislauf 20
Kreislaufstörung 55
Kreuzschmerz 21; 58; 61; 69; 77; 79; 82
 dumpfer 69
Kreuzschmerzen 21; **58**; 69; 77; 79
 im Liegen besser 69
 schlechter beim Aufstehen und bei Ermüdung 69

Laryngitis 90
Laser 51
launenhaft 70; 78
Laxantienabusus 67
Lebensweise 52
Leber **19**
Leber-Blut-Mangel **70**
Leber-Qi-Mangel 54; 69
Leber-Qi-Stau 20; 54; 70; 74
Leber-Wind **70**
Leber-Yin-Mangel **70**
Lende 61; 89
Lenkergefäß 29; **60**
Lethargie 21; 56; 62; 79
Lippenzyanose 71
Lumbago 69; 77
Lunge **19**
Lungenödem 15; 21
Lungen-Qi-Mangel **66**
Lungen-Yin-Mangel **66**
Lust 15; 19; 52; 55
lustlos 63; 64

Magen-Blutstau 74
Magen-Feuer 74
Magen-Mangel-Kälte 74
Magen-Qi
    Erschöpfung des 46
Magen-Qi-Mangel 73
Magenschwäche 16; 73
Magen-Yin-Mangel 74
Makrokosmos 16; 19
Mangel 62
Mangel-Hitze 41
Mangel-Kälte 41
mangelndes Selbstwertgefühl 64
Mangelzeichen 40
Mark 59
    Einflußreicher Punkt für Mark 28
materielle Basis für Qi und Blut 56
Meisterpunkt 8; 27
Meisterpunkt (MP) 28
Menstruation 21; **44**; 48; 54; 61; 77; 79; 81
Menstruationsstörung 44
Meridian 32
    Meridiane an Extremitäten 32
Meridiane 31
    Störungen im Meridiansystem 31
Meridianpunkte 16; 22; 23; 30
Meridiansyndrome
    Syndrome der 12 regulären Meridiane 77
    Syndrome der 8 Wundermeridiane 79
    Syndrome der 6 Meridianpaare 79
Metall **19**
Meteorismus 61
Mictio 48; 72
    Brennen bei häufiger, erschwerter 69
    erschwerte 69
Migräne 61; 70; 81; 89
Mikrokosmos 16; 19
Milz **19**
Milz/ Pankreas **56**
Milz-Qi-Mangel **72**
Milz-Qi-Mangel mit Bluthalteschwäche **73**
Milz-Yang-Mangel **73**
Mißbildungen 14; 68
Modalitäten 33; 37; 49; 75; 76
Motorik 48; 85
Mouches volantes 70
Moxa
    Definition, Technik, Indikation, Kontraindikation 51
Multimorbidität 34; 59; 75
Mund, Lippen, Wangen als Öffner von Milz und Magen **56**
Mundakupunktur **92**
Mundgeschmack 43; **44**; 71
Muskelbildung 21; 56
Muskeln 15; 19; 20; 27; 28; 54; 61; 84
    Einflußreicher Punkt für Muskeln und Sehnen 28
Muskelschwäche 56; 78
Mutlosigkeit 71
Mutter-Sohn-Regel 16; 24

Nachtschweiß 42; 44; 48; 63; 66; 69
Nackenschmerz 61; 77; 78; *siehe* auch Zervikalsyndrom
Nadelmaterial 50
Neijing 11; 36; 54; 55; 56; 57; 58
Neurasthenie 34; 69; 70; 72; 73
Niere **19**
Niere stärken 41; 42; 63; 65; 67
Nieren-Jing-Mangel **68**
Nieren-Qi-Mangel **69**
Nieren-Yang 58
Nieren-Yang-Mangel **69**
Nieren-Yin-Mangel **69**
Nykturie 90

Oben/ Unten-Regel 32
Oberbauchschmerz 61
Obstipation 39; 48; 61; 67; 68; 78
    durch Kälte 68
Ödeme 15; 21; 56; 69; 77
Odonton 92
Öffner 19; 44; 49; 54; 55; 56; 57; 58; 61; 72; 78
Ohr **58**; 93
Ohrakupunktur 95
Oppositionsregel 34
Oppressionsgefühl 44
Organ-Qi 13; 38; 53
Organspezifische Reaktion 21; 52; 54; 55; 56; 57; 58; 74
Ösophagusvarizen 74

Palpation 45
Palpitationen 71; 72; 77
Pathogene Faktoren 19; 33; 38; 39; 52; 62; 66
pathologische Energie 62
Perineum, Schmerzen 89
Pharyngitis 66; 90
physiologische Energie 62
Planungsschwäche 71
Polakisurie 48; 90
Polyurie 69; 77
Poren 13; 19; 57; 63; 64
postmenstruelle Beschwerden 48
postpartales Qi 20
Präkordialschmerz 71
prämenstruelle Beschwerden 44; 48; 61
Prolaps 20; 56; 60; 73
Psyche 48
psychischer Aspekt 54; 55; 56; 57; 58
Psychose 21; 63
Psychosomatik 49; 52; 59; 75
Ptose 21; 56; 72; 73
Ptoseneigung 56; 72
Puls 48
Pulsdiagnostik **47**
Purpura 56; 73

Qi - Energie 11; 12; 13
    Aufgaben von 13
    Nahrungs-Qi = Yingqi 20; 55

Organbezug 20
Syndrome nach der Qi- und Blut-Theorie 64
Qi aus der Nahrung 13
Qi-Bildung 20
Qi-Fluß 15; 20
Qi-Mangel 44; **63**; **64**
Qingqi 13
Qi-Produktion 20
Qi-Richtung **20**; 52; 54; 55; 56; 57; 58
Qi-Stau **63**; **64**
   explodierender 72
Quellen-Qi 12; 13; 14; 20; 69
Quellpunkte 23

Raubbau 68; 69
Rauchen 67; 74
Raucherhusten 67
Reaktion auf pathogene Faktoren 52
Rebellierendes Magen-Qi 20
Reflux 74
Regulationstherapie 10; 19; 22; 27; 33; 35; 36; 95
Regurgitieren 74
reines Qi 13
reizbar 21; 54; 70
Ren Mai 60
Respirationsstörungen 61
Respirationstrakt 20; 57
Retromolarpunkte 92; 93
Reunionspunkt 8; 26
Rhythmusstörung 55; 77
Roemheld 61
Rückenschmerz 61

Säfte-Mangel im Dickdarm **67**
sauer 19; 54
Schädelakupunktur nach Yamamoto (YNSA) 87
Schädelakupunktur nach Zeitler 85
Schicht 19; 45; 49; 54; 55; 56; 57; 58
Schläfenkopfschmerz 89
Schlaflosigkeit 21; 27; 28; 54; 79; 80
Schlafstörung **44**; 55
   Durchschlafstörung 70
   Einschlafstörung 71
Schlaganfall 72
Schleim 15; 46; 47; 52; **63**; **65**; 68; 71
Schleim auflösen 63
Schleim lösen 67; 72
Schleim verlegt das Herz **72**
Schleimrasseln 72
Schleim-Stau auflösen 72
Schleimtransformation 65
Schmerzcharakter 19; 44; 49; 54; 55; 56; 57; 58
Schnupfen 21; 57; 78
Schreck 19; 36; 52; 58; 76
Schulterschmerzen 61; 89
Schwäche der Extremitäten 72
schwache Knie 69
Schweißausbrüche 42; 63; 64
Schweregefühl 19; 62; 65; 69; 73; 78
Schwindel 20; 43; 54; 56; 58; 65; 69; 70; 80; 81; 85

Schwitzen 42; **44**; 48; 55; 57; 65; 66; 67
Sedieren 51
Sehnen 19; 20; 25; 26; 27; 28; 30; 54; 61
   Einflußreicher Punkt für Muskeln und Sehnen 28
Sehstörungen 69; 70
Sekundenphänomen 87; 93
Senium 14; 21; 63; 68
Sensibilität 48; 85; 86; 93
Seufzen 21; 57; 71
Sexualneurose 61
Sexualschwäche 68; 69
Sexualstörung 58
Sexualverhalten 52
sexueller Raubbau 68; 69
Shaoyang 32
Shaoyin 32
Shen - Geist 12; 15
Singultus 74; 78; 82
sinkendes Milz-Qi 20; **73**
Sinusitis 93
Sohn-Mutter-Regel 16
Somatotopie 7; 22; 34; 38; 85; 86; 87; 95
Sorge/ Grübeln 19; 52
Spannungsgefühl 63; 64; 70
Speisenretention 44; 74
Speisenretention im Magen **74**
Sprache 13; 20; 21; 39; 40; 41; 42; **43**; 55; 61
Sprachstörung 55; 61
Stimme 13; 40; **43**; 66
Stimmungswechsel 70
stinkend 39; 44; 67; 68; 73
Stoffwechselpunkte (StwP) 28
Strömungshindernisse 52
Stuhl 21; 39; 43; 44; **48**; 56; 58; 67; 68; 73; 78

Tageszeit 21
Taiyang **32**; 36; 77; 79; 81
Taiyin 32
TBC 66; 67; 69
Temperatur 39; 45; 48
Therapiekonzept 16; 49
   Dreier-Regel 33; 49; 75
Thorax-Qi 13
Tonisieren 51
Tonisierungspunkte und Sedativpunkte 24
Tonsillitis 89; 90
Transformation von Feuchtigkeit **56**
Transformation von Wasser und Feuchtigkeit 21
Trigeminusneuralgie 81; 90; 93
Triggerpunkte 10; 45; 84
trockene Hitze im Dickdarm **67**
Trockenheit 19; 52; 57; **62**; 65; 67; 76
Tuina 51
Tumor 63

Übelkeit 43; 61; 72; 74; 82
Überwältigung 16
Ulcus duodeni 72; 90
Ulcus ventriculi 71; 90

Ulkus 74
Ulzera
   brennende 62
Umkehr der physiologischen Qi-Richtung 52
Unruhe 20; 42; 55; 62; 63; 64; 71; 82
Unterbauchschmerzen 71; 78
untere Öffnungen 20; 58
unterer He-Punkt 25
Unterernährung 66; 70; 73
Unterkühlung 69
Urogenitale 20; 47; 49; 58; 61; 75
Uterus 59
   Blutungen 73

Verdauung 20; 21; 54; 60; 75
Verdauungstrakt **20**; **56**
Verteilung von Flüssigkeiten 21
Verwirrtheit 72
Vestibulumpunkte 92; 93
Viskosität des Blutes 21
Völlegefühl 73; 74; 78; 79; 82
Vollorgan 19
Vollorgane 28
   Einflußreicher Punkt für Vollorgane 28
Vomitus 20

wandernde Schmerzen 63; 64
Wandlungsphase 10; 54; 55; 56; 57; 58
Wang Xuetai 48
Wasser **19**
Wasserhaushalt 21; 54; 55; 56; 57; 58
Wasserwege 57; 69
wechselnde Beschwerden 63
weiche Stühle 68; 73
Weinen 21
Weiqi 13
Widerstand 16; 95
Wiener Schule 33; 49; 56; 75; 76
   der Ohrakupunktur 95
Wind 39; 41; 62; **63**; 67
Wind und Hitze in der Lunge **67**
Wind und Kälte in der Lunge **67**
Windaversion 63; 67
Wunde 48
Wundermeridiane 29; 34; 49; 59; 60; 61; 75; 79

Xi-Punkt 26
Xue - Blut 12; 14

Yamamoto
   Basispunkte 87
   Hara-Diagnostik 88
Yang-Mangel **41**; **42**; 44; **63**
Yangming 32; 79
Yangqiao 29; 59; 60; 61; 79
Yangwei 29; 59; 60; 61; 79
Yin und Yang 11; 17; 20; 36; 52
   Yang/ Yin als übergeordnetes der 8 Prinzipien 41
   Yin- und Yang-Begriffe 12
Yin-/ Yang-Balancestörungen (Graphik) 42
Yingqi 13
Yin-Mangel 38; 40; **41**; **42**; 48
Yinqiao 28; 29; 59; 60; 61; 79
Yinwei 29; 59; 60; 61; 79
Ypsilon-Punkte 87; 88

Zahnausfall 63
Zähne 14; 58; 88; 92
Zahnfleischblutung 74
Zahnfleischulzera 74
Zahnschmerz 27; 78; 82; 90
Zang-Organe 53
zerebraler Substanzverlust 58
Zervikalsyndrom 90
Zirkulationsstörungen 31
Zittern 63; 64; 65
ZNS 60; 61; 87
Zongqi 13
Zorn 19; 36; 52; 54; 76
Zoster 89
Zugehöriges Hohlorgan 54; 55; 56; 57; 58
Zunge, Öffner des Herzens 55
Zungenbelag *(ZB)* **46**
Zungendiagnostik **46**
Zungenkörper *(ZK)* **46**
Zungenulzera 72
Zystitis 69
   hämorrhagische 72

Weitere einschlägige Werke

aus dem

VERLAG WILHELM MAUDRICH

WIEN · MÜNCHEN · BERN

Prof. Dr. Gertrude KUBIENA und Dr. Alexander MENG
Die neuen Extrapunkte in der chinesischen Akupunktur
Lehrbuch, Atlas, Behandlungsprogramm mit den von der WHO empfohlenen, in China gesetzlich festgelegten 48 Extrapunkten

102 S., 8 Tab., 21x28cm, 2 Farbtafeln (38x54cm), kart., ISBN 3-85175-598-7, öS 390,-/DM 56,-/SFr 55,-

Fundiertes Wissen, sowohl um die Akupunktur als auch um die Schulmedizin zeichnen dieses Buch der bekannten Autoren aus. Die Begriffe "Neupunkte", "Punkte außerhalb der Meridiane" werden nun als Extrapunkte klar definiert und beschrieben. Ein umfassendes Indikationenregister dient - auch dem noch wenig Erfahrenen - als Hilfestellung. Übersichtliche Tabellen und Falttafeln machen dieses Buch besonders anwenderfreundlich.

In Vorbereitung: Prof. Dr. Gertrude KUBIENA und Dr. Alexander MENG
Die Kardinalpunkte in der chinesischen Akupunktur
Lehrbuch, Atlas und Behandlungsprogramme

Ein besonders benutzerfreundliches Buch, das nicht nur die Kardinalpunkte und "Wundermeridiane" bringt, sondern auch einen ausgedehnten Indikationsteil mit Behandlungsanleitungen hat, wo neben den Akupunktur-Programmen gleich die Punkt-Lokalisationen beschrieben sind, um das lästige Blättern zu vermeiden. Ein Kommentar zum Einsatz der einzelnen Punkte ergänzt die Programme. So ist das Buch weit mehr als eine Gebrauchsanweisung: Der Benützer lernt auch, warum wann welche Punkte indiziert sind.

Prof. Dr. Gertrude KUBIENA
Chinesische Syndrome verstehen und verwenden
ca. 288 S., ca. 7 Abb., Format: 21x29,5cm, geb., ISBN 3-85175-653-3, öS 680,-/DM 98,-/SFr 97,-

Traditionelle chinesische Syndromdiagnostik ist wie ein spannender Krimi, dessen Lösung die Therapie ist. Wie jeder gute Kriminalist muß der Arzt ein guter Beobachter sein, um Symptome wahrzunehmen. Um eine richtige traditionelle chinesische Diagnose zu erstellen, muß er aber wissen, was er überhaupt suchen und wie und wo er das Gefundene einordnen soll. Hat man einmal die Grundregeln der chinesischen Syndrome verstanden, dann stellen sie ein äußerst praxisorientiertes System dar, das nicht nur die Krankheit als isoliertes Geschehen erfaßt, sondern auch den Patienten und wie es ihm damit geht.
Die richtige Einordnung der gefundenen Symptome bedarf einer gewissen Systematik. Deshalb bringt das Buch die chinesischen Syndrome mit Hilfe zahlreicher Tabellen in äußerst übersichtlicher Form. Eine Kreuzreferenz koordiniert westliche und chinesische Diagnose, klare Richtlinien und Programme erleichtern die Praxis.
Das Buch ist sowohl für Fortgeschrittene als auch für Anfänger geeignet (Grundlagen der Traditionellen Chinesischen Medizin im Anhang), ist Lehrbuch und Nachschlagewerk zugleich und ist die Basis für das Verständnis zahlreicher anderer Publikationen über chinesische Syndrome.

Prof. Dr. Gertrude KUBIENA und Dr. You Song MOSCH-KANG
Koreanische und chinesische Handakupunktur
58 S., 15 Abb., 2 ausklappb. Farbfalttaf. (42x54cm), kart., ISBN 3-85175-652-5, öS 390,-/DM 56,-/SFr 55,-

Die Hand ist eine der sensibelsten Regionen des menschlichen Körpers. Hier finden sich auf kleinstem Raum zahlreiche Akupunkturpunkte: bekannte Meridianpunkte, aber auch Extrapunkte und spezielle Handpunkte. In der Hand spiegelt sich also der gesamte menschliche Körper - und das macht sich die Akupunktur zunutze. Akupunkturpunkte an der Hand sind besonders in Akutsituationen wirksam, außerdem haben sie den Vorteil, daß sich der Patient nicht ausziehen muß.
Dieses Buch faßt in übersichtlicher Weise alle koreanischen und chinesischen Akupunkturpunkte der Hand zusammen.
Ein großer Vorteil ist die Benutzerfreundlichkeit dieses Werks: Ein sehr konzentrierter, aber ausführlicher Abschnitt ist Indikationen und Programmen gewidmet. Selbst wenn jemandem die Lokalisation des einen oder anderen Punktes entfallen sein sollte, braucht er nicht lange herumzublättern: Die Punktlokalisationen sind - übersichtlich alphabetisch geordnet - immer neben den Programmen angegeben.
Der größte Vorteil aber liegt in den farbigen schönen Wandtafeln, die alle beschriebenen Punkte an der Hand zeigen und nicht nur der schnellen Orientierung dienen, sondern darüberhinaus ein attraktiver Wandschmuck für die Ordination sind.

Prof. Dr. Gertrude KUBIENA
Kleine Klassik für die Akupunktur
Eine einfache Einführung in die Grundlagen der Traditionellen Chinesischen Medizin
96 S., 30 Abb., 45 Tab., kart., ISBN 3-85175-659-2, öS 240,-/DM/SFr 35,-

Das Buch selbst ist bereits ein kleiner Klassiker. Es bringt das Gedankengut der Traditionellen Chinesischen Medizin, die den Menschen als Mikrokosmos im Makrokosmos sieht, das Qi-Konzept, die Yin-Yang-Lehre und die 5 Elemente, Behandlungsregeln und einen Überblick über die Syndrome nach den 8 Prinzipien. Es ist sowohl für den Anfänger, sozusagen als "Einstiegsdroge" in die faszinierende Welt der Traditionellen Chinesischen Medizin, als auch für den Fortgeschrittenen geeignet, weil es wohl einfach, aber außerordentlich übersichtlich und daher nicht nur ein Lehrbuch, sondern auch ein kleines Nachschlagewerk ist.

Prof. Dr. Gertrude KUBIENA und ZHANG Xiao Ping
DUFT-QIGONG
81 S., 117 Fotos, 2 Zeichnungen, 2 Wandtafeln (34x48cm) mit Abb. der Übungsabläufe, kart.,
ISBN 3-85175-641-X, öS 245,-/DM/SFr 35,-

In China ist derzeit eine relativ leicht und schnell zu erlernende Qigong-Form weitverbreitet: Duft-Qigong. Um 6 Uhr morgens kann man unzählige Chinesen auf der Straße bei ihren Übungen beobachten. Der Name "Duft"-Qigong beruht darauf, daß man bei länger dauerndem Training angenehme Düfte wahrnimmt. Die Übungen sind sehr einfach, viel leichter zu erlernen als die einfachste Taiji Quan-Form. Duft-Qigong wird großer Wert für die Gesundheit nachgesagt: Es hilft, vom Rauchen wegzukommen, unterstützt bei Schlankheitskuren, fördert die Konzentration und hält körperlich fit. Duft-Qigong ist die ideale Übung zur Vorbereitung auf Taiji Quan oder kompliziertere Qigong-Formen.

Das heilende Prinzip von Duft-Qigong beruht auf einer Harmonisierung der körpereigenen Schwingungen. Es ist also eine Art Bioresonanztherapie ohne Maschine. Die genauen Übungsanleitungen mit Fotos, die unseren Meister bei der Durchführung zeigen sowie ausführliche Kommentare, werden mit einer Einführung in die Grundprinzipien der traditionellen chinesischen Medizinphilosophie eingeleitet.

Duft-Qigong ist die ideale, selbstverständlich legale "Einstiegsdroge" in die fernöstlichen meditativen Bewegungsübungen.

Prof. Dr. Gertrude KUBIENA und ZHANG Xiao Ping
TAIJI QUAN - Die Vollendung der Bewegung
24 Übungen • Yang-Stil • Peking-Schule
2. überarb. Aufl., 114 S., 321 Abb., kart., ISBN 3-85175-637-1, öS 298,-/DM/SFr 42,-

Taiji wird bei uns meistens als "Schattenboxen" bezeichnet, weil viele Bewegungen des Taiji aus dem Kampfsport kommen, aber gleichsam in Zeitlupe ausgeführt werden. Es dient der Bekämpfung "innerer" Feinde, also von Krankheit und Schwäche. Taiji fördert außerdem u. a. das Selbstbewußtsein, die Konzentration, die Harmonie der Seele, die Beweglichkeit und auch die Kondition. Warum sollten Sie nun gerade dieses Taiji-Buch kaufen?

Weil das vorliegende ein besonders gutes Taiji-Buch ist, weil Zhang Xiao Ping besonders schönes Taiji lehrt, weil er ein besonders guter Lehrer und sein Stil unvergleichlich elegant ist und

- weil der Text nicht einzelne Bewegungen von Händen und Füßen beschreibt, sondern für jede Phase des Taiji Haltung und Koordination der Aktivitäten von Körper, Armen, Händen, Beinen, Füßen und Augen präzisiert;
- weil der Text in jeder Phase mit dem Meister in der Praxis erarbeitet wurde;
- weil jede Phase der Bewegung in mehr als 200 Meisterphotos (ergänzt durch Detailaufnahmen) gezeigt wird;
- weil die Bewegungsabläufe durch Richtungspfeile und ein klares System der Orientierung nach Himmelsrichtungen nachvollziehbar werden;
- weil Bild und Text koordiniert sind und lästiges Suchen und Blättern wegfällt.

Tausende begeisterte Anwender, die die 1. Auflage erworben haben, können dies bestätigen und haben innerhalb kurzer Zeit eine 2. erweiterte, überarbeitete Auflage notwendig gemacht.

Dr. Georg KÖNIG und Dr. Ingrid WANCURA
Praxis und Theorie der Neuen Chinesischen Akupunktur

Band 1: Konstitutionslehre • Krankheitslehre • Bewegungsapparat
3. überarbeitete Auflage, 397 S., 380 zum Teil zweifarbige Abb. u. Skizzen, 21x28cm, geb.,
ISBN 3-85175-635-5, öS 1.390,-/DM 198,-/SFr 197,-

Es werden hier unter Berücksichtigung von Konstitutionstyp und Reaktionslage des Patienten am Beispiel der Erkrankungen des Bewegungsapparates detaillierte Behandlungsanleitungen in Wort und Bild geboten und in zahlreichen, von chinesischen Lehrern analysierten Fallbeispielen praktische Ratschläge für die Durchführung von Akupunkturbehandlungen gegeben.

Die traditionell-chinesische Konstitutions- und Krankheitslehre wird praxisgerecht, reich bebildert und in einer auch für naturwissenschaftliche Ärzte verständlichen Terminologie, Analyse und Interpretation dargestellt.

Band 2: Anleitung zur Akupunkturtherapie bei Kopfschmerzen, vegetativen Störungen, bei inneren Krankheiten • Die Trad.-Chin. Ganzheitsmedizin: Interpretation durch Hinweise auf Embryologie und Segmentlehre, auf Verhaltensforschung und Zoologie, auf psychosomatische Medizin
3. überarbeitete Auflage, 334 S., 152 zum Teil zweifarbige Abb. u. Skizzen, 21x28cm, geb.,
ISBN 3-85175-634-7, öS 1.390,-/DM 198,-/SFr 197,-

Die jedem Punktprogramm beigefügten topographischen Abbildungen ermöglichen einleichtes Verständnis und Aufnahme ins Gedächtnis. Ein Buch, das nicht nur ein ausgezeichneter Lernbehelf, sondern auch ein wesentlicher Schritt zur weiteren Annäherung östlicher und westlicher Denkweise ist.

Band 3: Ohr-Akupunktur
Verfaßt von Dr. XU Ruizheng, Dr. CHEN Gongsun und Dr. MU Jian, bearbeitet und kommentiert von Dr. Georg KÖNIG und Dr. Ingrid WANCURA
400 S., 155 zweifarb. Abb., 18 Tab., 21x28cm, geb., ISBN 3-85175-473-5, öS 1.390,-/DM 198,-/SFr 197,-

Erstmals in deutscher Sprache ist hier ausführlich die Ohrmuschel-Diagnose abgehandelt und es werden damit alte, bewährte Erfahrungswerte auch den naturwissenschaftlich ausgebildeten Ärzten zugänglich gemacht.

Band 4: Chinesische Heilmassage • Tuina-Therapie • Akupressur
Verfaßt von Dr. Foen Tjoeng LIE und Dr. Heidemarie SKOPEK
247 S., 187 Abb., 4 Tab., 21x28cm, geb., ISBN 3-85175-423-9, öS 660,-/DM 95,-/SFr 94,-

Jahrtausende alte Erfahrungen Chinas werden mit den modernsten wissenschaftlichen Erkenntnissen des Westens zu einem praxisorientierten Werk, das jeden, ob Arzt, Heilmasseur oder Patient, begeistert.

Band 5: Akupunktur und Manuelle Medizin in Praxis und Theorie
Verfaßt von Dr. Otfried PERSCHKE
410 S., 1.500 Abb., 21x28cm, geb., ISBN 3-85175-580-4, öS 1.990,-/DM 285,-/SFr 282,-

Die Synthese von Akupunktur und Manueller Medizin geht weit über die bisher hinlänglich bekannte "Akupressur" hinaus. Durch die Verbindung dieser beiden Behandlungsmethoden kann der Arzt nicht nur lokal Schmerzen lindern, wie es die Manuelle Medizin schafft. Durch die Miteinbeziehung der Akupunktur wird es möglich, von weiter entlegenen Punkten des Körpers auf das Krankheitsgeschehen einzuwirken, sodaß beide, für sich schon sehr wirksamen Methoden einen größtmöglichen Erfolg ergeben.

Der Autor verfügt über reiche Erfahrung auf beiden Gebieten und macht in diesem Werk sein Wissen einem breiten Publikum zugänglich. Er verwendet nicht nur Ganzkörperkakupunktur, sondern auch Ohr- und Mundakupunktur und verbindet sie mit bewährten Methoden der postisometrischen Relaxationstechnik (Isometrics) und Selbstmobilisation zur Methaphylaxe für die Patienten.

Dr. Georg KÖNIG und Dr. Ingrid WANCURA
Punkte und Regeln der Neuen Chinesischen Akupunktur
5. Auflage, 8 Seiten Text, 4 Tafeln 38x54cm in Fünffarbendruck, kart.,
ISBN 3-85175-272-4, öS 490,-/DM 70,-/SFr 69,-

Der Einbau der Akupunktur in die moderne Medizin führte in China in Spitälern und Ambulanzen zunehmend zur Anwendung von wenigen, aber besonders wirksamen Punkten und einfachen Regeln, die eine Art Basiswissen für die Anwendung der Akupunktur darstellen.

Die Anwendung der Akupunktur erfolgt aus praktischen Überlegungen: Die Akupunktur ist kostensparend und fast ohne Nebenwirkungen, sie ist erfolgreich bei richtiger Indikation, bei Nadelung, die ein De Qi-Gefühl auslöst, bei richtiger Lokalisation der Punkte, bei wenigen, aber sorgfältig ausgewählten Punkten. Übersichtliche Zeichnungen und die handliche Größe ermöglichen die Anwendung der Tafeln als Nachschlagewerk oder auch als Wandtafeln und stellen ein wertvolles Hilfsmittel zur praktischen und erfolgreichen Anwendung der Akupunktur dar.

Dr. Georg KÖNIG und Dr. Ingrid WANCURA
Neue Chinesische Akupunktur
Lehrbuch und Atlas mit naturwissenschaftlichen Erklärungen
6. Aufl., 301 S., 130 Abb., 50 Skizzen, 21x28cm, geb., ISBN 3-85175-670-3, öS 790,-/DM 115,-/SFr 114,-
Neben einem ausführlichen alphabetisch geordneten Indikationsverzeichnis und einer Anleitung der zur Zeit am gebräuchlichsten chinesischen Behandlungstechnik, enthält dieses Werk eine theoretische Studie über eine naturwissenschaftliche Erklärungsmöglichkeit für einen Teil der Traditionellen Chinesischen Medizin. Das Literaturverzeichnis enthält über 600 Arbeiten.

Dr. Georg KÖNIG und Dr. Ingrid WANCURA
100 Jahre in Gesundheit leben
Atemtherapie, Selbstmassage und körperliche Bewegung nach altchinesischer Tradition - Eine Anleitung mit Bildern - Text bearbeitet von Dr. Gunthild Knoll
121 S., 70 zweifarb. Abb., kart., ISBN 3-85175-507-3, öS 198,-/DM/SFr 29,-
Die auf dem Gebiet der Akupunktur weltbekannten Ärzte Dr. König und Dr. Wancura stellen mit dem vorliegenden Buch die im Reich der Mitte jahrhundertelang geübten Praktiken von Bewegungstraining, Atemtherapie und Selbstmassage vor. Das Buch richtet sich an alle, die bewußter leben wollen und durch körperliches und mentales Training Krankheiten und frühzeitigem Altern vorbeugen möchten, an Ärzte, die mit Akupunktur behandeln und ihre Patienten.
Die Übungen - eine Mischung aus Akupressur, Akupunktur-Massage, Atem- und Konzentrationsübungen - werden in China üblicherweise in Gruppen durchgeführt. Durch den allgemein verständlichen, knappen Text, Merkverse und viele Abbildungen wird man angeregt, regelmäßig kurze Zeit seiner Gesundheit zu widmen. In gleicher Weise wird dieses Werk als Unterstützung einer Akupunkturbehandlung bei bereits bestehenden Gesundheitsschäden von großem Nutzen sein.

Dr. Erich KITZINGER
Der Akupunktur-Punkt
Topographie und chinesische Stichtechnik
2. ergänzte und überarbeitete Auflage, 181 S., 128 zweifarbige Abb., kart.,
ISBN 3-85175-651-7, öS 660,-/DM 95,-/SFr 94,-
187 Akupunkturpunkte, ausgewählt nach ihrer therapeutischen Wichtigkeit oder ihrer anatomischen Besonderheit, vom Autor zeichnerisch dargestellt und mit Lokalisation, Stichtiefe und Indikation beschrieben, da neben der richtigen Punktwahl die richtige Art der Stimulation von Wichtigkeit ist, um die therapeutischen Möglichkeiten der Akupunktur voll auszunützen. Diese Stimulation muß in der richtigen Tiefe mit einer dem Zustand adäquaten Technik erfolgen, die Auslösung eines Nadelgefühls sollte bei jedem Patienten angestrebt werden. Nadelungstechniken - Punktstimulation - Auslösung des De Qi - Tonisierung - Sedierung u. a. m.

Dr. Johann KÜBLBÖCK und Dr. Georg KÖNIG
Aktuelle chinesische Akupunkturpraxis
277 S., 13 Abb., 6 Tab., 4 Schemata, geb.
ISBN 3-85175-546-4, öS 740,-/DM 106,-/SFr 105,-
Das Werk ist vor allem für den Praktiker gedacht. Auf Grund des Aufbaues und der enthaltenen umfangreichen Systematik, ergänzt durch Tabellen, eignet es sich aber nicht nur zur Auffrischung eigenen Wissens; es wurde deshalb auch als Repetitorium für die Prüfung der ÖWÄA ausgewählt.

Dr. Wilhelm AUERSWALD, Dr. Georg und Dr. Kurt KÖNIG
Ist Akupunktur Naturwissenschaft?
Neue Chinesische Grundlagenforschung
Teil A: Zur Theorie (Physiologie) der Akupunktur
Über 170 referierte Arbeiten, mehr als 550 internationale Literaturangaben, Stichwortverzeichnis
216 S., 21x28cm, kart., ISBN 3-85175-360-7, öS 580,-/DM 85,-/SFr 84,-
Teil B: Zur Praxis der Akupunktur
Über 220 referierte Arbeiten, mehr als 600 internationale Literaturangaben, Stichwortverzeichnis
224 S., 21x28cm, kart., ISBN 3-85175-361-5, öS 580,-/DM 85,-/SFr 84,-
Vorzugspreis für Teil A und B: öS 990,-/DM 148,-/SFr 147,-

MR Dr. Hermine TENK
Praktikum der chinesischen Akupunktur und Punktmassage für die Kinderheilkunde
3. überarbeitete Auflage, 154 S., 28 Abb., 29 Zeichnungen, 11 Tab., kart.
ISBN 3-85175-630-4, öS 390,-/DM 56,-/SFr 55,-

Nach 25jähriger kinderärztlicher Tätigkeit (Kassenpraxis, Krankenhaus-Konsiliaria, Schul- und Mutterberatungsärztin) kennt Frau Dr. Tenk die Grenzen der Therapiemöglichkeiten unserer klassischen westlichen Medizin. Deshalb ergriff sie die Chance, die weite Therapiepalette der chinesischen Akupunktur an berufenster Stelle, in China, zu studieren (Kiangsu-Medizin, Klinik in Nanking und Kinderklinik Peking), um dadurch ihr Therapievolumen zu erweitern. Dies ist ihr, wie aus ihrem Buch ersichtlich, vollkommen gelungen. Sie gibt mit profundem Wissen, überreicher Erfahrung und großem Verständnis die mehr als 5.000 Jahre alte Kunst der chinesischen Akupunktur weiter, sowohl an Anfänger als auch an bereits fortgeschrittene Akupunkteure.

Dieses Werk soll vor allem dem kranken Kind zugute kommen, hier besonders dem vegetativ gestörten, dem mehrfach behinderten und dem cerebral gestörten Kind.

MR Dr. Hermine TENK und Dr. Max HAIDVOGL
Akupunktur-Praktikum für die Therapie des behinderten Kindes
2. überarbeitete und erweiterte Auflage, 204 S., 39 Abb., 3 Tab., kart.,
1 Faltplan zur Therapie, ISBN 3-85175-590-1, öS 390,-/DM 56,-/SFr 55,-

In diesem Akupunktur-Praktikum für die Therapie des behinderten Kindes mit: Punktmassage, Akupunktur und Laser-Punktur sollen für Ärzte, Physiotherapeuten, Eltern und behinderte Menschen Hilfen gezeigt werden, mit denen alle bisher bekannten Therapiemethoden unterstützt und gefördert werden können. Gewidmet den behinderten Kindern der Welt.

MR Dr. Hermine TENK
Soforthilfe mit Akupressur
Für Schulärzte, Lehrer, Schüler und Laienhelfer
3. überarbeitete Auflage, 60 S., zahlreiche erklärende Zeichnungen, 13x19 cm, kart.,
ISBN 3-85175-649-5, öS 120,-/DM/SFr 18,-

Die Autorin, selbst jahrelang Schulärztin, hat hier ein handliches, übersichtliches Taschenbuch für die Soforthilfe mittels Akupressur, z.B. bei Kreislauf-Kollaps, Reiseerbrechen, Koliken, Hexenschuß oder Nasenbluten, zusammengestellt, das eine wertvolle Hilfe in allen Notsituationen des täglichen Lebens darstellt, wenn kein Arzt zur Stelle ist oder auf diesen gewartet werden muß.

MR Dr. Hermine TENK
Punktmassage für Erste Hilfe und Energieausgleich
Nach den Regeln der chinesischen Akupunktur und den Beziehungen zur Kneipptherapie sowie allgemeine Gesundheitsratschläge
129 S., 130 Abb. u. Tab., geb., ISBN 3-85175-569-3, öS 220,-/DM/SFr 32,-

Neben ungefähr 80 Punkten, mit denen Laien und Rettungshelfer rasch und wirksam Hilfe leisten können, werden in diesem Buch auch die Vorbeugung von Krankheiten und die Behandlung funktioneller Störungen mittels Akupressur dargestellt. Viele eingestreute Skizzen erläutern den Text und geben so dem Leser die Möglichkeit, auch ohne Kurs die wichtigsten Punktlokalisationen zu erlernen.

Dr. Alexander MENG
Meridiantafel für die chinesische Massage - Tuinatherapie - Akupressur
19 S. 21x30cm, Farbfalttafel 54x80cm, kart., ISBN 3-85175-667-3, öS 298,-/DM/SFr 43,-

Die erste übersichtliche mehrfarbige Wandtafel für die Akupressur!
Die Tuinatherapie ist eine in vielen Fachkliniken beliebte Zusatzmethode der Physiotherapie. Der Laie kann unter Anleitung von ausgebildeten Ärzten, Physiotherapeuten und Masseuren diese Methode der Akupressur für die aktive Gesundheitspflege verwenden.
Zur Erleichterung bereits vorhandener Beschwerden hat sich die Akupressur bestens bewährt.
Die dekorative übersichtliche Tafel ist eine große Hilfe für die Auffindung der Reflexpunkte, welche in den Seminaren und Fachbüchern immer wieder genannt werden und somit auch eine wichtige und wertvolle Ergänzung zu der einschlägigen Fachliteratur.
Die chinesische Massage, Akupressur, Tuina wird seit 20 Jahren in Österreich von Oberarzt Dr. Alexander Meng, Neurologe im Krankenhaus Lainz, Wien, gelehrt.